K. Pfeifer

Rückengesundheit

Grundlagen und Module zur Planung von Kursen

Mit Beiträgen von F. Hänsel und B. Heinz

Mit 44 Abbildungen in 26 Einzeldarstellungen und 8 Tabellen

Die beiliegende CD-ROM enthält Module für die Kursgestaltung, Medien zu den Modulen und weiterführende Informationen zum Thema „Rückengesundheit".

Deutscher Ärzte-Verlag Köln

Prof. Dr. Klaus Pfeifer
Friedrich-Alexander-Universität
Erlangen-Nürnberg
Institut für Sportwissenschaft
und Sport
Gebbertstr. 123b
91058 Erlangen

Prof. Dr. Frank Hänsel
Psychologie und Ökonomie
des Sports
Institut für Sportwissenschaft
TU Darmstadt
Magdalenenstr. 27
64289 Darmstadt

Dr. Barb Heinz
Institut für Sportwissenschaft
Otto von Guericke-Universität
Brandenburger Str. 9
39104 Magdeburg

ISBN 978-3-7691-0525-4

aerzteverlag.de

Bibliografische Information Der Deutschen Nationalbibliothek
Die Deutsche Nationalbibliothek verzeichnet diese Publikation in
der Deutschen Nationalbibliografie; detaillierte bibliografische
Daten sind im Internet über http://dnb.d-nb.de abrufbar.
Die Wiedergabe von Gebrauchsnamen, Handelsnamen, Waren-
bezeichnungen usw. in diesem Werk berechtigt auch ohne
besondere Kennzeichnung nicht zu der Annahme, dass solche
Namen im Sinne der Warenzeichen- oder Markenschutz-
Gesetzgebung als frei zu betrachten wären und daher von jeder-
mann benutzt werden dürfen.

Wichtiger Hinweis:
Die Medizin und das Gesundheitswesen unterliegen einem fort-
während Entwicklungsprozess, sodass alle Angaben immer
nur dem Wissensstand zum Zeitpunkt der Drucklegung entspre-
chen können.
Die angegebenen Empfehlungen wurden von Verfassern und
Verlag mit größtmöglicher Sorgfalt erarbeitet und geprüft. Trotz
sorgfältiger Manuskripterstellung und Korrektur des Satzes kön-
nen Fehler nicht ausgeschlossen werden.
Der Benutzer ist aufgefordert, zur Auswahl sowie Dosierung von
Medikamenten die Beipackzettel und Fachinformationen der
Hersteller zur Kontrolle heranzuziehen und im Zweifelsfall einen
Spezialisten zu konsultieren.
**Der Benutzer selbst bleibt verantwortlich für jede diagnostische
und therapeutische Applikation, Medikation und Dosierung.**
Verfasser und Verlag übernehmen infolgedessen keine Ver-
antwortung und keine daraus folgende oder sonstige Haftung
für Schäden, die auf irgendeine Art aus der Benutzung der in dem
Werk enthaltenen Informationen oder Teilen davon entstehen.

Copyright © 2007 by
Deutscher Ärzte-Verlag GmbH
Dieselstraße 2, 50859 Köln

Umschlagkonzeption: Hans Peter Willberg und Ursula Steinhoff
Titelgrafik: Eva Kroll
Titelabbildung: Mit freundlicher Genehmigung der Bertelsmann
BKK, Gütersloh

Satz: Plaumann, 47807 Krefeld
Druck/Bindung: Zimmermann Druck, 58802 Balve

5 4 3 2 1 0 / 614

Vorwort

Rückenschmerzen sind in unserer Gesellschaft weit verbreitet. Sie gehören zu den Erkrankungen mit großer individueller Krankheitslast und hoher sozioökonomischer Belastung des Gesundheitssystems. Daher stehen Rückenschmerzen auch im Fokus präventiver Bemühungen. Fast jeder Erwachsene und schon ein großer Teil der Jugendlichen hat schon einmal eine Rückenschmerzepisode erlebt. In den meisten Fällen (ca. 85%) handelt es sich um so genannte „unspezifische" Rückenschmerzen, die – so scheint es – ähnlich wie Schnupfen oder graue Haare zum Leben dazugehören. Eine echte Primärprävention ist also kaum möglich. Vielmehr sollten präventive Bemühungen vor allem dazu beitragen, die Chronifizierung von Rückenschmerzen zu verhindern und zu einem adäquaten individuellen Umgang mit Rückenschmerz führen. Aus den heute vorliegenden vielfältigen Erkenntnissen zu den biopsychosozialen Einflussfaktoren bei der Entstehung, der Wiederkehr und einer möglichen Verstärkung von Rückenschmerzen wird deutlich, dass vor allem die Form des individuellen Verhaltens im Umgang mit dem Rückenschmerz über dessen Fortgang entscheidet. Präventive Interventionen müssen daher gezielt auf die subjektiven Theorien des Einzelnen, sein Verhalten bei Rückenschmerzen und auf seinen Lebensstil hinwirken.

„Rückenschulen" stellen eine klassische verhaltensorientierte Interventionsform dar, in der der „richtige" Umgang mit dem Rücken gelehrt werden soll. Da bislang aber kaum belastbare Nachweise ihrer Wirksamkeit vorliegen [Lühmann, Kohlmann, Raspe 1998] stehen Rückenschulen vor allem als Mittel zur Prävention – aber auch in der Rehabilitation – stark in der Kritik [Heymans et al. 2004]. Ein wesentlicher Kritikpunkt ist, dass die klassischen Konzepte meist dem mittlerweile überholten biomedizinischen Ansatz folgen und einen Zusammenhang zwischen der mechanischen Belastung der Wirbelsäule (z.B. Bücken), dadurch erwarteten Schäden (z.B. Bandscheibenvorfall) und dem Rückenschmerz postulieren.

Wie eine vorausgegangene Bewertung vorliegender Rückenschulkonzepte gezeigt hat [Pfeifer 2004], lehnen sich die meisten Konzepte in mehr oder weniger starker Form noch an den über lange Jahre vorherrschenden biomedizinischen Vorstellungen von Rückenschmerzen an. Den eigentlich relevanten Risikofaktoren für die Entstehung und Chronifizierung von Rückenschmerz auch auf der kognitiven und psychosozialen Ebene wurde demgegenüber nur in wenigen Fällen ausreichend Beachtung geschenkt.

Vor diesem Hintergrund entstand das hier vorgestellte Konzept „Rückengesundheit – Neue aktive Wege". Es ist evidenzbasiert, d.h. es orientiert sich explizit an der derzeit vorliegenden wissenschaftlichen Evidenz zur Prävention von Rückenschmerzen und führt die Erfolg versprechenden Interventionsformen der Informationsvermittlung sowie von körperlicher Aktivität und körperlichem Training in einem Konzept zusammen. Im Vordergrund stehen die folgenden Zielsetzungen:

◢ Die Vermittlung von Wissen über Hintergründe und den Umgang mit Rückenschmerz und der Aufbau individueller

Verhaltens- und Handlungskompetenzen in Rückenschmerzepisoden.

⊿ Die Hinführung zu und die überdauernde Bindung an mehr eigenständig durchgeführte körperliche und gesundheitssportliche Aktivität und damit verbunden

⊿ die Verbesserung der gesundheitsbezogenen Fitness bzw. die Vermeidung/Reduktion einer Dekonditionierung.

Das hier vorgestellte Konzept richtet sich an Kursleiter, die im Bereich von Prävention und Gesundheitsförderung tätig sind. Es versteht sich als Vorschlag für die Gestaltung und Umsetzung von Interventionen zur Förderung der Rückengesundheit. Das Konzept stellt jedoch kein festes Programm dar, in dem die einzelnen Kursstunden wie sonst üblich in vorgegebener – zeitlich und inhaltlich strukturierter – Form aufeinander folgen. Um die aktive Auseinandersetzung des Kursleiters mit den Zielsetzungen und Inhalten seines Kursangebotes und dessen Anpassung an unterschiedliche Zusammensetzungen der Zielgruppe zu ermöglichen, enthält das Konzept stattdessen verschiedene Module, die sich jeweils auf die relevanten Zielbereiche und Ziele beziehen und Beispiele für Inhalte und Methoden enthalten. Die beschriebenen Module können dann von den Kursleitern flexibel in Bezug auf die jeweiligen Kurs- bzw. Stundenschwerpunkte gewählt und miteinander kombiniert werden.

Mit den aus dem Konzept entstehenden Interventionen sollen vor allem Personen angesprochen werden, die bereits Rückenschmerzerfahrungen gemacht haben und gegebenenfalls weiteren Risikofaktoren für eine Chronifizierung von Rückenschmerz unterliegen. Deshalb orientiert sich der hier vorgestellte Ansatz an der vorliegenden wissenschaftlichen Evidenz zur Prävention von Rückenschmerz und zur bewegungsbezogenen Gesundheitsförderung und bezieht sich gezielt auf die für die Entstehung und Auf-

rechterhaltung von unspezifischen Rückenschmerzen sowie deren Prävention relevanten Faktoren, wie sie auch in aktuellen internationalen Leitlinien zum Umgang mit dem Rückenschmerz beschrieben werden [Burton 2005 oder www.backpaineurope.org].

Der Fokus des vorliegenden Konzeptes ist die Förderung der Rückengesundheit mit dem Ziel der Prävention von rezidivierenden und chronifizierenden Rückenschmerzen. Vergleicht man die formulierten Zielsetzungen und die dazu ausgewählten und hier dargestellten Inhalte und Methoden jedoch mit denen, die für die Rehabilitation von chronischen Rückenschmerzen berichtet werden, wird – bei naturgemäß unterschiedlicher Schwerpunktsetzung – eine hohe Übereinstimmung deutlich. Die im vorliegenden Konzept beschriebenen Module eignen sich daher auch für den Einsatz im Bereich der ambulanten oder stationären Rehabilitation von Rückenschmerzen sowie insbesondere zur Gestaltung von Nachsorgeinterventionen nach erfolgter Rehabilitation. Für eine Nutzung in diesem Bereich ist gegebenenfalls eine stärkere Gewichtung der auf den Umgang mit Schmerzen und den zugrunde liegenden subjektiven Theorien und Kognitionen ausgerichteten Module notwendig.

Der Aufbau des Buches ist entsprechend gestaltet. Zunächst erfolgt in den Kapiteln 1–4 eine kurze Zusammenfassung der derzeit vorliegenden Erkenntnisse für eine erfolgreiche Förderung der Rückengesundheit. Weitergehende Informationen und Details zu den genannten Quellen können der dem Buch beiliegenden CD entnommen werden. Aus den beschriebenen Zusammenhängen werden jeweils konkrete Zielsetzungen für die Umsetzung in Interventionskonzepten benannt.

Kapitel 5 stellt den eigentlichen Kern des Konzeptes dar. Nach einer kurzen Zusammenfassung der Zielsetzungen und einer Einführung in die modulare Struktur und deren Nutzung folgt in diesem Kapitel die Darstellung der zu den einzelnen Zielsetzungen entworfenen Module. Diese enthalten jeweils einen spezifischen Zielbezug, eine Beschreibung von nutzbaren Interventionsinhalten (z.B. Bewegungsformen oder Inhalte der Wissensvermittlung) sowie Hinweise zur Durchführung und zu nutzbaren Medien. Als konkretes Modell für die Nutzung der Module folgt in Kapitel 5.4 ein Beispiel für die Gestaltung eines entsprechenden Kursangebotes sowie weitere Beispiele für die Verknüpfung von Zielen und Modulinhalten in Kapitel 5.5.

Das vorliegende Konzept ist in Kooperation mit der Bertelsmann-Stiftung bzw. aus der Erstellung zweier Expertisen im Rahmen von verschiedenen Projekten der Stiftung zur Förderung der Rückengesundheit entstanden. Daher sei der Bertelsmann-Stiftung und dem verantwortlichen Projektleiter Herrn Eckhard Volbracht für die Unterstützung und die sehr gute Zusammenarbeit herzlich gedankt. Ein weiteres Dankeschön gilt Frau Dr. habil. Barb Heinz (Arbeitsbereich Training und Gesundheit an der Otto-von-Guericke Universität Magdeburg) und Herrn Prof. Dr. Frank Hänsel (Psychologie und Ökonomie des Sports an der Technischen Universität Darmstadt), für deren Gewinn bringende Unterstützung bei der Erstellung der Module.

Erlangen, im November 2006
Klaus Pfeifer

Inhaltsverzeichnis

1 Prävention von Muskel-Skelett-Erkrankungen durch körperliche Aktivität – Evidenzbasierung

Klaus Pfeifer

Körperliche Aktivität und Sport haben in den letzten beiden Dekaden im Bereich von Prävention und Gesundheitsförderung einen **starken Bedeutungszuwachs** erfahren. Dies findet seinen Ausdruck in vielfältigen Angeboten des Gesundheitssports kommerzieller Anbieter oder des organisierten Sports sowie auch der Etablierung der Sporttherapie im Rahmen der ambulanten und stationären Rehabilitation. Hintergrund für die steigende Beachtung bewegungsbezogener Maßnahmen sind die heute vorhandenen epidemiologischen Erkenntnisse zum Zusammenhang zwischen der Häufigkeit und Intensität von körperlicher Aktivität und der Inzidenz und Prävalenz verschiedener Erkrankungen. Eine Übersicht über den Kenntnisstand findet sich bei Samitz und Baron [2002], die die epidemiologischen Erkenntnisse in Anlehnung an Pandolf [2001] zusammengefasst haben.

> Neben einer starken Abnahme der Gesamtmortalität bei moderater körperlicher Aktivität wird von einer ausgeprägten inversen Beziehung zwischen der Häufigkeit körperlicher Aktivität und der Inzidenz bzw. Prävalenz einer Vielzahl von Erkrankungen berichtet.

Für den Bereich der Herz-Kreislauf- und Stoffwechselerkrankungen wird größtenteils eine starke Abnahme der Mortalität und teilweise Morbidität konstatiert. Demnach können beispielsweise sehr aktive Personen das relative Risiko einer koronaren Herzerkrankung durch körperliche Aktivität um 30% senken, und die Inzidenz des Diabetes Mellitus Typ II nimmt stark ab. Ähnlich positive Wirkungen zeigen sich für Blutlipide und Lipoproteine sowie die Adipositas. Im Hinblick auf Muskel- und Skeletterkrankungen wird von einer leichten bis mäßigen Abnahme der Inzidenz lumbaler Schmerzsyndrome und verschiedener positiver Wirkungen auf Inzidenz sowie Knochendichte/-masse bei der Osteoporose berichtet.

Eine ausführlichere Übersicht über die Zusammenhänge zwischen körperlicher Aktivität und der Inzidenz und Prävalenz von Muskel-Skelett-Erkrankungen liefert Vuori [2001]. Dieser kommt nach Sichtung und Analyse verschiedener Quellen im Hinblick auf die Inzidenz von Rückenschmerzen zu der Bewertung einer starken Evidenz (Kategorie A in der Evidenzhierarchie des Oxford Center for Evidence Based Medicine) für primärpräventive Effekte von körperlicher Aktivität in der Freizeit. Die meisten Formen körperlicher Aktivität in der Freizeit führen nicht zu einer Erhöhung des Rückenschmerzrisikos. Nur lang dauernde schwere körperliche Arbeit oder Sport scheinen hier eine Rolle zu spielen, wobei unklar bleibt, inwieweit diese Risikoerhöhung auf die Intensität der körperlichen Aktivität oder auf dabei möglicherweise erlittene Verletzungen zurückzuführen ist. Herausgestellt wurde auch, dass die häufige Annahme eines Zusammenhangs zwischen dem Sitzen und dem Auftreten von Rückenschmerz nicht gestützt werden kann [Hartvigsen et al. 2000]. Zu einem zu der Interpretation von Vuori [2001] vergleichbaren Ergebnis kommen Linton und van Tulder [2001]. Diese folgern in ihrem systematischen Review zu Möglichkeiten präventiver Interventionen bei Nacken- und Rückenschmerzen, dass körperliches Training zu einer signifikanten Reduktion von Rückenschmerz und Arbeitsunfähigkeit beitragen kann. Dabei schienen Maßnahmen körperlichen Trainings effektiver zu sein als klassische Rückenschulen. Insgesamt bewerten Linton und van Tulder [2001] die Evidenz für präventive Wirksamkeit von körperlichem Training als stark (Kategorie A). Im Hinblick auf die Dosis-Wirkungsbeziehung von präventiven oder risikoerhöhenden Effekten körperlicher Aktivität liegen bislang allerdings keine ausreichenden Informationen vor [Vuori 2001].

Aus den genannten Übersichtsarbeiten wird die **Wirksamkeit von bewegungsbezogenen Interventionsstudien** deutlich. Genauere Informationen zu den zugrunde liegenden Wirkmechanismen von Bewegungsprogrammen bzw. detaillierte Informationen zu deren Inhalten werden jedoch nicht gegeben. Im nachfolgenden Kapitel werden daher verschiedene Untersuchungen zur Wirksamkeit bewegungsbezogener Interventionen einer näheren Inhaltsanalyse zugeführt.

2 Übersicht über Interventionsstudien zur Prävention von Rückenschmerz

Klaus Pfeifer

Für die Entwicklung eines Konzepts zur Prävention von Rückenschmerzen ist eine detaillierte Sichtung von bislang vorliegenden Studien sinnvoll, in denen es gelungen ist, positive Wirkungen bei der Prävention von Rückenschmerzen nachzuweisen. Eine solche Analyse wurde im Rahmen der für die Bertelsmann Stiftung erstellten Expertise, die dem vorliegenden Konzept zugrunde liegt, mit den bis Anfang 2004 vorliegenden Studien in Bezug auf deren Inhalte und Interventionsformen durchgeführt. Dabei wurden die bereits in der systematischen Übersicht von Linton und van Tulder [2001] bewerteten Studien von Donchin et al. [1990], Kellett, Kellett, Nordholm [1991], Gundewall, Liljeqvist, Hannson [1993], Takala, Viikari-Juntura, Tynkkynen [1994], Gerdle et al. [1995] und Linton, Hellsing, Bergström [1996] sowie weitere im Rahmen einer ausführlichen Datenbankrecherche ermittelten kontrollierten Studien von Symonds et al. [1995], Burton et al. [1999], Lønn et al. [1999] bzw. Glomsrød et al. [2001, follow-up], Soukup et al. [1999 bzw. 2001, follow-up], Alexandre et al. [2001], Müller et al. [2001], Larsen, Weidick, Leboeuf-Yde [2002], Fanello et al. [2002] und Snook, Webster, McGorry [2002] einbezogen.

Neben bewegungsbezogenen Interventionen erscheinen insbesondere auch Maßnahmen zur Veränderung von Einstellungen und Verhalten im Hinblick auf die Prävention von Rückenschmerzen als Erfolg versprechend [Burton 2005].

Auf der Basis der wenigen bislang zu diesen Interventionsformen vorliegenden Studien kann hier zwischen informationsbezogenen und verhaltensbezogenen Interventionen unterschieden werden. Folgende Studien wurden ebenfalls einer detaillierteren inhaltlichen Betrachtung der gewählten Interventionsformen unterzogen: Symonds et al. [1995], Burton et al. [1999], Linton und Andersson [2000], Buchbinder, Jolley, Wyatt [2001a und b], Linton und Ryberg [2001] sowie Roberts et al. [2002].

Eine ausführliche Darstellung der Detailbetrachtungen würde jedoch den Rahmen dieses praxisorientierten Buches sprengen. Daher werden in den nachfolgenden Teilkapiteln nur die wesentlichen Kernaussagen wiedergegeben. Die umfangreichere Originalexpertise mit der detaillierten Beschreibung des gewählten methodischen Vorgehens und den Detailinformationen zu den einzelnen Studien befindet sich zum Nachlesen auf der diesem Buch beiliegenden CD-ROM (unter „Expertisen").

2.1 Präventiv wirksame bewegungsbezogene Interventionen

In den meisten der genannten Studien zur Wirkung bewegungsbezogener Interventionen wurden Probanden einbezogen, die bereits Rückenschmerzepisoden erlebt hatten, zur Zeit der Untersuchung jedoch nicht in Behandlung oder arbeitsunfähig waren. In den Arbeiten von Donchin et al. [1990], Alexandre et al. [2001], Kellet, Kellet, Nordholm

[1991], Linton, Hellsing, Bergström [1996], Lønn et al. [1999] bzw. Glømsrod et al. [2001], Soukup et al. [1999, 2001] und Müller et al. [2001] wurde diese Klientel gezielt angesprochen.

In den meisten der genannten Untersuchungen kam es zu positiven Effekten im Hinblick auf das Auftreten von Rückenschmerzen und teilweise sogar hinsichtlich der Anzahl der Arbeitsunfähigkeitstage. Da in den Studien unterschiedliche Formen körperlicher Aktivitäten oder körperlichen Trainings angewendet und diese nicht explizit verglichen wurden, kann keine Schlussfolgerung auf eine spezifische Wirksamkeit einzelner Interventionsformen vorgenommen werden. In den vorliegenden Untersuchungen wurden meist nur unbehandelte Kontrollgruppen zum Vergleich herangezogen. Daher ist aus methodischer Sicht anzumerken, dass es unklar bleibt, wie wirksam Bewegungsprogramme im Vergleich zu anderen Interventionsformen sind. Die beschriebenen Effekte können theoretisch auch auf die Intervention *an sich* zurückzuführen und unabhängig von der Art der Intervention sein. Außerdem wurden die bewegungsbezogenen Interventionen in einigen Studien mit Informationen zur Ergonomie oder zum Umgang mit Rückenschmerz verknüpft, so dass unklar bleibt, welcher Interventionsanteil zu den erzeugten Wirkungen geführt hat.

Insgesamt lässt sich zusammenfassend auf eine „pauschale" Wirksamkeit von Bewegungsprogrammen schließen. Diese Schlussfolgerung steht in Einklang mit den Aussagen anderer Autoren wie van Tulder et al. [2003] oder Hayden et al. [2005] und Hayden, van Tulder, Tomlinson [2005], die in ihren systematischen Übersichtsarbeiten ebenfalls zu dem Schluss kommen, dass bewegungsbezogene Interventionen („exercise") positive Wirkungen auf das Auftreten von Rückenschmerzen und deren Folgen haben.

Dabei scheint es sinnvoll zu sein, die bewegungsbezogenen Interventionen zielgerichtet mit einer entsprechenden **Wissensvermittlung** zu verknüpfen [z.B. Kellet, Kellet, Nordholm 1991], wie dies auch in multimodalen Interventionen im Bereich der Rehabilitation von Rückenschmerzen erfolgt [Hildebrandt et al. 1996; Hildebrandt et al. 2003; Schonstein et al. 2003; Greitemann, Dippelt, Büschel 2006 etc.]

2.2 Präventiv wirksame informations- und verhaltensbezogene Interventionen

Als eine Strategie, die mit Rückenschmerz zusammenhängenden Kognitionen und das korrespondierende Verhalten zu beeinflussen, wird in der Literatur die Vermittlung von rückenschmerzbezogenem Wissen beschrieben. In den Arbeiten von Symonds et al. [1995], Buchbinder et al. [2001a, b], Burton et al. [1999] und Roberts et al. [2002] konnte über eine reine Vermittlung von Wissensinhalten und der Verbreitung von Positivbotschaften zum Umgang mit Rückenschmerzen mithilfe von Broschüren oder über die öffentlichen Medien eine Reduktion von Rückenschmerzen bzw. eine Veränderung des damit zusammenhängenden Verhaltens erzielt werden.

Dabei nahmen die Autoren u.a. Bezug auf die in der Broschüre „The Back Book" von Burton et al. [1999] formulierten Kernaussagen, die sich explizit auf das **biopsychosoziale Modell von Rückenschmerz** [Waddell 2004] beziehen [s. „Das Rückenbuch", Nilges 2000]. Diese Broschüre enthält u.a. folgende Aussagen (freie Übersetzung des Verf.):

◢ Rückenschmerzen sind i.d.R. kein Zeichen einer schwerwiegenden Erkrankung.

◢ Die Wirbelsäule ist stark. Bleibende Schäden an der Wirbelsäule sind sehr selten. Selbst starke Schmerzen bedeuten nicht, dass ein ernsthafter Schaden eingetreten ist.

◢ Rückenschmerzen sind nur ein Zeichen dafür, dass Ihr Rücken derzeit nicht so funktioniert wie gewöhnlich. Er ist sozusagen nicht fit oder „nicht in Form".

◢ Es gibt viele Möglichkeiten zur Behandlung von Schmerz, eine dauerhafte Schmerzreduktion hängt aber von Ihrem eigenen Verhalten ab!

◢ Ihre Gesundung hängt davon ab, dass Sie Ihren Rücken wieder bewegen und mit ihm arbeiten und zu normaler Funktion und Fitness zurückkehren. Je schneller Sie aktiv werden, desto eher wird Ihr Rücken wieder fit!

◢ Positive Einstellungen sind wichtig. Überlassen Sie dem Rückenschmerz nicht die Kontrolle über Ihr Leben! Menschen, die aktiv mit ihrem Rückenschmerz umgehen, leiden weniger, verspüren schneller Besserung und haben langfristig weniger Probleme.

Die Autoren betonen den Unterschied zu den Botschaften von eher traditionellen Informationsmaterialien, deren Schwerpunkte in dem **„biomedizinischen Konzept"** mit Betonung von Informationen im Bereich Anatomie, Pathogenese und Pathologie der Wirbelsäule, der Beschreibung von Untersuchungsmethoden und Operationstechniken, einer Fokussierung auf Schmerz und eben nicht auf Aktivitäten und einer damit verbundenen impliziten Aufforderung zur Vermeidung von Aktivitäten und zur Passivität liegen. Solche Informationen implizieren eher, dass die WS leicht verletzbar sei, dass medizinische Behandlung nötig sei und dass

Schäden dauerhaft sind. Sie verstärken die Botschaft eines „medizinischen" Problems, welches der Patient selbst kaum beeinflussen kann. Und sie vermitteln, dass Aktivitäten erst nach Rückgang oder Verschwinden der Schmerzen möglich seien.

Auch aus dem **Bereich der Rehabilitation** von chronischen Rückenschmerzen liegt heute eine Vielzahl von Erkenntnissen zur **Effektivität von kognitiv-behavioralen (verhaltensbezogenen) Interventionen** vor. Die dort im Rahmen von sog. multimodalen Programmen verwendeten Interventionsformen beziehen sich ebenfalls auf das biopsychosoziale Modell des Rückenschmerzes. Dabei versucht man in Einzel- oder Gruppenberatungen gezielt Informationen und Techniken zu vermitteln, die es dem Rückenschmerzpatienten ermöglichen, eine Neubewertung seines erlebten Rückenschmerzes und eine Veränderung im Umgang mit dem Schmerz zu erzielen [Mayer, Gatchel 1988; Hildebrandt et al. 1996; Hildebrandt et al. 2003; Guzmán et al. 2006; Greitemann, Dippelt, Büschel 2006 u.a.]. Im Vordergrund stehen auch hier Interventionsformen, die zu einer aktiven Krankheits- bzw. Schmerzbewältigung führen und es erlauben, anderen Dingen als dem Schmerz Raum zu geben. Dazu gehören der Einsatz von Entspannungsverfahren, der Umgang mit sozialen Verstärkern und die Stärkung der Selbstkontrolle im Umgang mit Schmerzen.

> Zusammengefasst zeigen sich in den derzeit noch wenigen zur Prävention von Rückenschmerz vorliegenden Ansätzen die Möglichkeiten, durch gezielte Informationsvermittlung bzw. durch gezielte kognitiv-behaviorale Strategien positiv auf das Auftreten von Rückenschmerzen Einfluss zu nehmen.

3 Risikofaktoren für die Entstehung von Rückenschmerz

Klaus Pfeifer

Präventive Interventionen können nur dann wirksam sein, wenn eine **Orientierung an den Ursachen** für die Entstehung von Erkrankungen oder Funktionsstörungen erfolgt. Bislang sind die eigentlichen Ursachen für die Entstehung von unspezifischen Rückenschmerzen nicht bekannt. Eine direkte kausale Prävention von Rückenschmerzen ist deshalb bislang nicht möglich.

> Konzepte zur Prävention von Rückenschmerzen müssen deshalb die bislang identifizierten **Risikofaktoren** für die Entstehung bzw. Chronifizierung von Rückenschmerzen berücksichtigen.

Eine Übersicht über relevante Risikofaktoren findet sich bei Nachemson und Jonsson [2000]. Eine darauf aufbauende Spezifikation relevanter Risikofaktoren kann einer für die Bertelsmann-Stiftung erstellten Expertise von Lühmann, Müller, Raspe [2003; vgl. Lühmann 2005] entnommen werden, die die Ergebnisse zusätzlich durchgeführter Literaturrecherchen und die Analyse relevanter Längsschnittstudien einbezieht. In dieser Expertise wurden Merkmale dann als wahrscheinliche Risikofaktoren eingeordnet, wenn die Literaturanalyse zeigen konnte, dass bei Personen mit diesem Merkmal das Rückenschmerzrisiko mindestens doppelt so hoch war (relatives Risiko > 2) wie bei Personen ohne das bezeichnete Merkmal. Als unwahrscheinliche Risikofaktoren gelten jene Merkmale, für die Längsschnittstudien keinen Zusammenhang mit Rückenschmerzen belegen konnten, oder wenn die Studien widersprüchliche Ergebnisse lieferten. In verkürzter Form zusammengefasst, erscheinen demnach die in Tabelle 3.1 dargestellten Risikofaktoren für die Entstehung bzw. Chronifizierung von Rückenschmerzen als relevant bzw. als beeinflussbar [vgl. Lühmann, Müller, Raspe 2003, 9–23 bzw. zusammenfassend 42–43 und Lühmann 2005):

Die beschriebenen Risikofaktoren lassen **verschiedene Einflussmöglichkeiten für gezielte Interventionen** zur Förderung der Rückengesundheit erkennen. Diese Einflussmöglichkeiten werden im nachfolgenden Kapitel aufgegriffen, in dem die Zielsetzungen ressourcenorientierten bewegungsbezogenen Gesundheitsförderung spezifiziert werden.

Tab. 3.1: Risikofaktoren für rezidivierende oder chronifizierende Rückenschmerzen [modifiziert aus Lühmann 2005]

Risikofaktorstatus wahrscheinlich	Risikofaktorstatus unwahrscheinlich
Soziale Einflussfaktoren	
• Schichtzugehörigkeit: Zusammenhang zu Ausfallzeiten am Arbeitsplatz wegen Rückenschmerzen • Ausbildungsniveau (geht in Schichtindex ein)	• Kultureller Hintergrund (Status unklar) • Familiärer und sozialer Rückhalt (Studienergebnisse unklar) • Arbeitslosigkeit (ggf. Zusammenhang mit Leistungsinanspruchnahme)
Psychologische Einflussfaktoren	
• Depression/Depressivität • Psychische Beeinträchtigung („Distress") • Furchtvermeidungsdenken, Katastrophisieren • Sexueller und körperlicher Missbrauch	• Intelligenz und Persönlichkeitsmerkmale („Schmerzpersönlichkeit")
Individuelle biologische und verhaltensabhängige Merkmale	
• Vorangegangene Episode von Rückenschmerzen • Beeinträchtigende Komorbidität • Rauchen	• Alter, Geschlecht, Körpergröße (Studienergebnisse unklar)
Arbeitsplatzbezogene Risikofaktoren	
• Ganzkörpervibration • Bücken und Drehen • Material- und Patientenbewegung: Heben, Tragen, Schieben, Ziehen • Psychosoziale Arbeitsplatzbelastungen (Arbeitszufriedenheit, soziale Unterstützung am Arbeitsplatz)	
Physiologische Einflussgrößen: Muskelkraft, Haltung, Topographie	
	• Körperliche Fitness (Studienergebnisse unklar) • Rumpfmuskelkraft (Studienergebnisse unklar) • Beweglichkeit der Wirbelsäule (Studienergebnisse unklar) • Kraftausdauer der Rumpfmuskulatur (Studienergebnisse unklar) • Sitzende Körperhaltung während der Berufsausübung • Auffälligkeiten in der 3-D-Darstellung der Rückenoberfläche

4 Ressourcenorientierte Gesundheitsförderung zur Prävention von Rückenschmerz

Klaus Pfeifer

Aus den in den ersten drei Kapiteln dargestellten Zusammenhängen wird deutlich, dass für die Prävention von rezidivierenden oder chronifizierenden Rückenschmerzen Interventionen sinnvoll sind, in denen unter Berücksichtigung der potenziellen Risikofaktoren
◢ die jeweiligen Teilnehmer zur Durchführung von körperlichen Übungen animiert und zu mehr körperlicher Aktivität hingeführt werden und
◢ Wissen und Verhaltensstrategien zum Umgang mit Rückenschmerzen vermittelt werden.

◢ Förderung physischer Gesundheitsressourcen
◢ Förderung psychosozialer Gesundheitsressourcen
◢ Verminderung von Risikofaktoren
◢ Bewältigung von Beschwerden und Missbefinden
◢ Bindung an körperliche Aktivität
◢ Verbesserung der Bewegungsverhältnisse

Diese Sichtweise stimmt mit den aktuellen **Europäischen Leitlinien zur Prävention von Rückenschmerzen** überein [Burton 2005 bzw. www.backpaineurope.org].

Bewegungsbezogene Interventionen zur Unterstützung der Prävention von Erkrankungen beziehen sich aber nicht nur auf die Beeinflussung von potenziellen **Risikofaktoren**, sondern versuchen in einem modernen Verständnis der Gesundheitsförderung zudem relevante **Gesundheitsressourcen** zu stärken.

In der sportwissenschaftlichen Diskussion zu Zielsetzungen und Inhalten von Gesundheitssportprogrammen haben sich in Anlehnung an die von der Weltgesundheitsorganisation beschriebenen Gesundheitsziele sechs Kernbereiche einer möglichen Einflussnahme herausgebildet. Bös und Brehm [1998; 1999] bzw. Brehm und Sygusch [2003] beschreiben die nachfolgenden Qualitäten bzw. **Zielsetzungen** von gesundheitsförderlicher körperlicher Aktivität und Gesundheitssport:

Diese Zielsetzungen stellen **übergeordnete Ziele** einer allgemeinen Gesundheitsförderung durch körperliche Aktivität und Gesundheitssport dar. In dieser übergeordneten Form können die Ziele z.B. bei von Bewegungsmangel betroffenen Personen durch verschiedene Formen gesundheitssportlicher Aktivitäten angestrebt werden. Bezieht man diese Zielsetzungen auf die in den ersten drei Kapiteln beschriebenen Sachverhalte zur Entstehung und Beeinflussung von rezidivierenden oder chronifizierenden Rückenschmerzen, bedürfen sie einer weiteren Spezifizierung, die hier in Kapitel 4.1 bis 4.6 vorgenommen wird.

4.1 Förderung physischer Gesundheitsressourcen

Die Förderung physischer Gesundheitsressourcen durch körperliche Aktivität und Gesundheitssport meint vor allem die **Verbesserung von Ausdauer, Kraft, Dehnfähigkeit, Koordinationsfähigkeit und (muskulärer) Entspannungsfähigkeit** als Komponenten der gesundheitsbezogenen Fitness.

Auch wenn bislang aus prospektiven Studien keine ausreichende Grundlage für die Bewertung von Fitnessfaktoren als Risikofaktor für die Entstehung von Rückenschmerzen vorliegt [Lühmann 2005], zeigt eine Reihe von Querschnittuntersuchungen zum muskulären Status von Personen mit Rückenschmerzen eine vor allem hinsichtlich der Muskelkraft und Muskelmasse ausgeprägte „Dekonditionierung" [Verbunt et al. 2003].

> Die Kraft oder die Kraftausdauer der Rücken- bzw. der Rumpfmuskulatur ist also spätestens mit dem Auftreten von Rückenschmerzen assoziiert, daher erscheint trotz des unklaren Risikofaktorstatus' eine Einbeziehung von Übungsformen zur **Verbesserung von Muskelkraft und Kraftausdauer** in ein Interventionsprogramm sinnvoll.

Betrachtet man die Rolle der Rücken- und Rumpfmuskulatur in Bezug zur Funktion der Wirbelsäule, werden zwei Funktionsbereiche deutlich:

- **Bewegungsfunktion** – Muskulatur wird in Synergie mit der Extremitätenmuskulatur eingesetzt, um die Wirbelsäule entsprechend der durch Bewegungsaufgaben und Umwelt entstehenden Anforderung zu bewegen.
- **Haltungsfunktion** – Die Muskulatur wird eingesetzt, um die Wirbelsäule bzw. den gesamten Rücken bei der Fortbewegung bzw. bei Bewegungen der Extremitäten aufrecht und stabil zu halten.

Gerade der letzten Komponente wird im Sinne der komplexen Steuerung und Aktivierung der Muskulatur zunehmend Aufmerksamkeit geschenkt. So wird die Bedeutung der wirbelsäulennahen Rückenmuskulatur sowie ihren stabilisierenden Synergisten der wirbelsäulenferneren Rücken- und Bauchmuskulatur vor allem die Fähigkeit zur Aufrechterhaltung der Wirbelsäulenhaltung und -stabilität unter ständig variierenden Umgebungsbedingungen zugeschrieben [Panjabi 1992a und b; Cholewicki und McGill 1996; Richardson et al. 1999; McGill 2001; Ebenbichler et al. 2001]. Dabei ist die Fähigkeit zur Stabilisierung der Wirbelsäule einerseits abhängig von der Kraft der sie umgebenden Muskulatur, andererseits zu einem großen Teil vom qualitativen Einsatz der Muskelkraft im Sinne einer adäquaten Koordination.

Zusätzlich zur Verbesserung von Kraftquantitäten und -qualitäten sollen im Sinne einer Verbesserung der allgemeinen Fitness auch Übungsformen zur **Verbesserung von Dehnfähigkeit und Beweglichkeit** in das Programm aufgenommen werden. Dies gilt auch vor dem Hintergrund des in Bezug zu Rückenschmerzen häufig diskutierten **Modells der muskulären Dysbalancen** [z.B. Hasenbring und Pfingsten 2004, Pfingsten und Hildebrandt 2004].

In bewegungsbezogenen Interventionsprogrammen mit dem Ziel einer Stärkung der körperlichen Fitness sollten außerdem Übungsformen zur **Verbesserung der kardiopulmonalen Leistungsfähigkeit** enthalten sein. Im Vordergrund sollten dabei Maßnahmen stehen, die gerade in Bezug auf das postulierte Ziel einer Bindung an körperliche Aktivität (s. Kap. 4.5) zu einer eigenständigen Durchführung von ausdauerorientiertem Gesundheitssport hinführen.

> Zusammengefasst ergeben sich im Hinblick auf physische Risikofaktoren bzw. Gesundheitsressourcen folgende Zielsetzungen für Gesundheitssportprogramme zur Prävention von Rückenschmerz:
> - Verbesserung von Kraft und Kraftausdauer der Rücken- bzw. Rumpfmuskulatur zur Vermeidung von bewegungsmangelbedingten Dekonditionierungszuständen
> - Verbesserung der Koordination der Rücken- bzw. Rumpfmuskulatur zur Stabilisation des Rückens

◢ Verbesserung der allgemeinen körperlichen Fitness (Ausdauer, Beweglichkeit) im Sinne einer Förderung
physischer Gesundheitsressourcen

4.2 Förderung psychosozialer Gesundheitsressourcen

Die für die Förderung psychosozialer Ressourcen benannten Zielbereiche von Gesundheitssportprogrammen rekurrieren auf
die in der Gesundheitspsychologie vor-
nehmlich diskutierten Konstrukte des Wohlbefindens [vgl. Mayring 2003], der gesundheitsbezogenen Ziele und Erwartungen [vgl.
Renner, Weber 2003] sowie der subjektiven
Theorien von Gesundheit und Krankheit
[vgl. Fydrich, Sommer 2003]. Sie umfassen
also **kognitive, emotionale, motivationale**
sowie **soziale Faktoren**. Brehm und Sygusch
[2003] stellen folgende Aspekte heraus:

◢ Vermittlung von Handlungs- und Effektwissen für die Durchführung gesundheitssportlicher Aktivitäten

◢ Verbesserung von Kompetenzerwartungen (Selbstwirksamkeitserwartungen) im
Hinblick auf die Ausübung gesundheitssportlicher Aktivitäten

◢ Herausbildung von realistischen und
erreichbaren Zielen für die Durchführung gesundheitssportlicher Aktivitäten,
also die Konkretisierung und Differenzie-
rung von Konsequenzerwartungen

◢ Positivierung des Selbst- und Körperkon-
zepts (positive emotionale Beziehung
zum eigenen Körper)

◢ Verbesserung des Wohlbefindens (Stimmungsmanagement)

◢ Förderung und Erfahrung von sozialen
Ressourcen

Im Hinblick auf die Prävention von Rückenschmerz können die in Kapitel 3 beschriebenen psychosozialen Risikofaktoren den Ziel-

bereichen für die Stärkung psychosozialer
Ressourcen zugeordnet werden. So kann an-
genommen werden, dass die Verbesserung
des aktuellen und ggf. des habituellen Wohlbefindens durch gesundheitssportliche Aktivitäten zu einer Reduktion von psychischen
Belastungen (Distress) und Angst beitragen
[Allmer 1998] sowie der Entwicklung einer
Depression entgegenwirken kann [Schwenk-
mezger 1998]. Dies gilt unbenommen der
Forderung nach einer weiter notwendigen
Klärung der spezifischen Wirkmechanismen
körperlicher und sportlicher Aktivität auf die
benannten Konstrukte.

Die Risikofaktoren des Furchtvermei-
dungsdenkens, der passiven Coping-Strategien sowie der Störungen der Schmerzwahrnehmung (Katastrophisieren) stehen in en-
gem Zusammenhang zu den schmerz- bzw.
krankheitsbezogenen subjektiven Theorien
[vgl. Pfingsten 2005]. Somit sollte die Vermittlung von Handlungs- und Effektwissen
zwar einerseits die Möglichkeiten und Wirk-
weisen gesundheitssportlicher Aktivität he-
rausstellen, in diesem Kontext jedoch gleichzeitig rückenschmerzbezogene Kognitionen
thematisieren und zueinander in Beziehung
setzen.

„Präventives Handeln wird wesentlich
von den Erwartungen bestimmt, ob diese
Handlung zu einer gesundheitlichen Verbesserung führt (**Konsequenzerwartung**) und
ob sich der Betreffende in der Lage sieht, diese Handlung entsprechend auszuführen
(Selbstwirksamkeitserwartung, **Kompetenz-
erwartung**)" [Schwartz, Walter 2000, 161].

In diesem Sinne sollen Gesundheitssportprogramme durch die Stärkung der
verschiedenen psychosozialen Ressourcen zur Entwicklung individueller
Handlungsstrategien und Handlungskompetenzen und zu deren allmählicher
Integration in den Alltag beitragen.

Zusammengefasst ergeben sich im Hinblick auf psychosoziale Risikofaktoren bzw. Gesundheitsressourcen folgende Zielsetzungen:

◢ Verbesserung des aktuellen und habituellen Wohlbefindens und dadurch die Reduktion von psychischen Belastungen (Distress, Angst) sowie Wirkungen entgegen einer Depression
◢ Vermittlung von Hintergrundwissen über die Entstehung und Bedeutung von Rückenschmerzen mit dem Ziel der Beeinflussung von schmerz- bzw. krankheitsbezogenen subjektiven Theorien und des korrespondierenden Verhaltens (Furchtvermeidungsverhalten, passive Coping-Strategien, Schmerzwahrnehmung (Katastrophisieren))
◢ Vermittlung von Hintergrundwissen und Selbsthilfemöglichkeiten zum Aufbau von aktiven Coping-Strategien
◢ Vermittlung von Bewegungstechniken und Selbststeuerungskompetenzen (Handlungswissen) für die Durchführung eigenständiger gesundheitssportlicher Aktivitäten
◢ Vermittlung von Wissen über Hintergründe und Effekte von körperlicher Aktivität zum Aufbau von Bindung (s. Kap. 4.5)

Muskelkraft und Koordination auch über das **Erlernen von rückenfreundlichen Haltungs- und Bewegungstechniken** reduziert werden. Dazu gehört z.B. das Erlernen und Üben von Bewegungsabläufen zur muskulär stabilisierten Bewältigung von Anforderungen beim Heben, Tragen, Ziehen und Schieben. Die Verbesserung der muskulären Kontrolle von Körperhaltungen und die Vermittlung von Entlastungshaltungen können zudem zu einer Reduktion der Beanspruchung in ungünstigen Körperhaltungen beitragen.

Im Hinblick auf Stressbelastungen am Arbeitsplatz können die Teilnehmer mit **Entspannungsverfahren** bekannt gemacht werden, ggf. können einfache Verfahren im Rahmen von Gesundheitssportprogrammen erlernt werden.

Zusammengefasst ergeben sich im Hinblick auf psychosoziale Risikofaktoren bzw. Gesundheitsressourcen folgende Zielsetzungen:

◢ Vermittlung von Bewegungstechniken zur Reduktion von Beanspruchungen des Rückens bei belastenden Bewegungen und Haltungen (Heben, Tragen, Ziehen, Schieben, unbequeme Haltungen etc.)
◢ Vermittlung von Handlungs- und Effektwissen zur Reduktion von psychischen Belastungen (Entspannungsverfahren)

4.3 Verminderung von Risikofaktoren

Neben den Einflussmöglichkeiten auf physische und psychosoziale Risikofaktoren bzw. Ressourcen besteht im Rahmen bewegungsbezogener Interventionen die Möglichkeit zur **Beeinflussung weiterer Risiken**.

So können physische Beanspruchungen am Arbeitsplatz neben der Verbesserung von

4.4 Bewältigung von Beschwerden und Missbefinden

Die beschriebenen Einflussmöglichkeiten auf physische und psychosoziale Ressourcen werden mit einer verbesserten Bewältigung von Beschwerden und Missbefinden in Beziehung gebracht. Diskutiert werden in diesem Zusammenhang die Möglichkeiten einer **problembezogenen Bewältigung**, z.B.

durch eine verbesserte Muskelkraft und Koordination bei Rückenproblemen, sowie die Möglichkeiten zur Verbesserung einer **emotionsbezogenen Bewältigung** durch das Erleben von Freude und das Erzielen aktueller Stimmungsverbesserungen [Brehm 1998; Brehm, Sygusch 2003].

> Zusammengefasst ergeben sich im Hinblick auf die Bewältigung von Beschwerden und Missbefinden die folgenden Zielsetzungen (vgl. die beschriebenen Zielsetzungen in Kap. 4.1–4.3):
> ◢ Verbesserung der Koordination der Rücken- bzw. Rumpfmuskulatur zur Stabilisation des Rückens
> ◢ Verbesserung der allgemeinen körperlichen Fitness (Ausdauer, Beweglichkeit) im Sinne einer Förderung physischer Gesundheitsressourcen
> ◢ Verbesserung des aktuellen und habituellen Wohlbefindens

4.5 Bindung an körperliche Aktivität

Als eine der Hauptzielsetzungen muss die Bindung an körperliche Aktivität betrachtet werden.

> Nur dann, wenn es gelingt die Teilnehmer von Gesundheitssportprogrammen zu einer dauerhaften und regelmäßigen selbst initiierten und selbst gesteuerten körperlichen Aktivität hinzuführen, können die postulierten Zielsetzungen auf lange Sicht erreicht und aufrechterhalten werden.

Um dies zu erreichen, sollten u.a. die folgenden **methodischen** und **inhaltlichen Aspekte** berücksichtigt werden:
◢ Entwicklung von erreichbaren Zielsetzungen gemeinsam mit den Teilnehmern eines Gesundheitssportprogramms.

◢ Sukzessive Heranführung der Teilnehmer an die verschiedenen Formen der körperlichen Aktivität, ohne sie zu überfordern; dazu gehört die Wahl von Übungsintensitäten, die subjektiv als „etwas schwer" wahrgenommen werden.
◢ Vermittlung von selbstständig durchführbaren Übungsformen und die Vermittlung von Selbststeuerungskompetenzen. Die Teilnehmer sollen Übungs- und Trainingsformen zur Verbesserung von Muskelkraft und Ausdauer kennen und anwenden lernen. Dazu gehört auch die Vermittlung von Hintergrundwissen über die Trainingsarten und Wirkungsweisen (Wie funktioniert die Kräftigung von Muskeln, die Verbesserung von Ausdauer? Worauf muss ich bei der Steuerung meines Kraft-/ Ausdauertrainings achten?).
◢ Nutzung von Übungsformen, die von den Teilnehmern als anspruchsvoll erlebt, aber mit ihren motorischen Kompetenzen bewältigt werden können.
◢ Schaffung von Möglichkeiten und Gelegenheiten, bei denen die Teilnehmer die Verbesserung ihrer motorischen Kompetenzen und Leistungsfähigkeit bewusst wahrnehmen können (z.B. über die Verwendung selbst geführter Übungs- und Trainingsdokumentationen).
◢ Arrangieren von Situationen, in denen die Teilnehmer die Lösung von Bewegungsaufgaben bewusst erfahren können (z.B. Problemlöseaufgaben zu rückenfreundlichen Bewegungstechniken).
◢ Arrangieren von Situationen, in denen überraschende und freudvolle Bewegungserfahrungen gemacht werden können (z.B. in spielerisch gestalteten Bewegungssituationen).
◢ Verknüpfung von kognitiven und motorischen Lernzielen (z.B. beim Erproben und Besprechen der muskulären Stabilisation in Belastungssituationen).
◢ Nutzung von Wahrnehmungslenkung zur bewussten Wahrnehmung von kör-

perlichen Reaktionen auf Übungsformen (z.B. von muskulären Spannungszuständen oder Reaktionen des Herz-Kreislauf-Systems).

Zusammengefasst ergeben sich im Hinblick auf die Bindung an körperliche Aktivität folgende Zielsetzungen für Gesundheitssportprogramme zur Prävention von Rückenschmerz:

- ◢ Bekanntmachung der Teilnehmer mit verschiedenen Formen körperlicher Aktivität
- ◢ Vermittlung von selbstständig durchführbaren Übungs- und Trainingsformen sowie von Selbststeuerungskompetenzen
- ◢ Vermittlung von positiven Bewegungserfahrungen
- ◢ Vermittlung von Strategien für die Änderung und Aufrechterhaltung erwünschten Verhaltens

4.6 Verbesserung der Bewegungsverhältnisse

Die Verbesserung von Bewegungsverhältnissen bezieht sich einerseits auf die **Beeinflus-** **sung von bewegungsfreundlichen Umweltbedingungen** (Bewegungsräume), andererseits auf die **Vernetzung von gesundheitssportlichen Bewegungsangeboten**. Bezug nehmend auf Bewegungsangebote zur Förderung der Rückengesundheit bedeutet dies u.a. die Vernetzung von Angeboten für Einsteiger mit weiterführenden Angeboten für Fortgeschrittene z.B. in gesundheitsorientiert arbeitenden Fitnesseinrichtungen oder in Sportvereinen. In beiden Bereichen ist heute eine ansteigende Qualitätsorientierung erkennbar, die auch über die Nutzung von Qualitätssicherungsinstrumenten erkennbar ist (z.B. Qualitätssiegel SPORT PRO GESUNDHEIT des Deutschen Sportbunds).

Zusammengefasst ergeben sich im Hinblick auf die Verbesserung der Bewegungsverhältnisse folgende Zielsetzungen:

- ◢ Bekanntmachung der Teilnehmer mit verschiedenen Anbietern von weiterführenden Maßnahmen des Gesundheitssports (Vereine, Fitnesseinrichtungen etc.)
- ◢ Aufbau von Kooperationen mit örtlichen Sportvereinen, Fitness- und Gesundheitszentren etc.

5 Modellkonzeption einer bewegungsbezogenen Intervention zur Förderung der Rückengesundheit

Klaus Pfeifer

Die in den vorangegangenen Kapiteln unter Bezugnahmen auf die vorliegende wissenschaftliche Literatur und aktuelle Leitlinien beschriebenen Sachverhalte machen deutlich, dass Maßnahmen zur Prävention von Rückenschmerzen insbesondere dann Erfolg versprechend sind, wenn:

◢ Bewegungsprogramme mit einem hohen Aktivitätsanteil durchgeführt werden,

◢ Bewegungsprogramme durchgeführt werden, die hohe Eigenwahrnehmungs- und Selbststeuerungsanteile enthalten,

◢ die Interventionen Informationen und Strategien beinhalten, die zur Vermittlung von positiven rückenschmerzbezogenen Einstellungen und Verhaltensweisen beitragen,

◢ die für die Entstehung von Rückenschmerzen identifizierten Risikofaktoren berücksichtigt werden,

◢ Bewegungsaktivitäten regelmäßig über einen Zeitraum von mindestens 12 Wochen durchgeführt werden und

◢ sie insgesamt zu einer Stärkung rückenbezogener physischer und psychosozialer Gesundheitsressourcen beitragen.

Dabei erscheint die Informationsvermittlung bzw. der Einsatz gezielter kognitiv-behavioraler Strategien dann als sinnvoll, wenn sie sich auf die folgenden Inhalte beziehen:

◢ das biopsychosoziale Modell des Rückenschmerzes und das Modell des Angstvermeidungsverhaltens [Pfingsten 2005],

◢ den Aufbau von Wissen zur Beeinflussung von rückenschmerzbezogenen Kognitionen und subjektiven Theorien sowie die Beeinflussung von Schmerzbewertung und -bewältigung,

◢ die Verbesserung der körperlichen Fitness bzw. die Kompensation von körperlichen Dekonditionierungserscheinungen und

◢ die Vermittlung von Möglichkeiten zur Verbesserung der Entspannungsfähigkeit.

Im Vordergrund der Wissensvermittlung steht dabei die Botschaft, dass Rückenschmerzen i.d.R. nicht auf schwerwiegende Erkrankungen zurückzuführen sind, die Wirbelsäule ein stabiles und muskulär gut zu sicherndes System ist und dass die Aufrechterhaltung von Aktivität die beste Maßnahme zur Vermeidung von Rückenschmerz darstellt.

5.1 Zielsetzungen und Inhalte eines Bewegungsprogramms

Aus den in Kapitel 4 abgeleiteten Zielsetzungen ergeben sich folgende **übergeordnete Zielbereiche** für Interventionen zur Förderung der Rückengesundheit:

Zielbereich I: Einstellung und Verhalten – Vermittlung von Wissen über Hintergründe und den Umgang mit Rückenschmerz und der Aufbau individueller Verhaltens- und Handlungskompetenzen in Rückenschmerzepisoden,

Zielbereich II: Hinführung zu körperlicher/gesundheitssportlicher Aktivität – Hinführung zu und die überdauernde Bindung an mehr eigenständig durchgeführte körperliche und gesundheitssportliche Aktivität, und damit verbunden

Zielbereich III: Verbesserung der gesundheitsbezogenen Fitness bzw. Vermeidung/Reduktion einer Dekonditionierung.

Diese Zielbereiche sind komplexer Natur. Sie lassen sich kaum durch die einfache Vermittlung von Informationen, die ungeplante Durchführung verschiedener Trainingsformen oder durch Heimübungsprogramme erreichen. Vielmehr bedarf es einer genauen Betrachtung vielfältiger Teilaspekte, die zum Erreichen der übergeordneten Zielsetzungen im Rahmen eines strukturierten Konzepts gezielt angesteuert werden müssen. Im Rahmen bewegungsbezogener Interventionen zur Förderung der Rückengesundheit sind daher eine differenzierte Auseinandersetzung mit den verschiedenen Teilzielen und eine entsprechende Auswahl von Inhalten und Methoden erforderlich.

In Tabelle 5.1 sind die für die übergeordneten Zielbereiche und die Konzeption eines entsprechenden Kurskonzepts relevanten **Teilziele** zusammengefasst. In den Tabellen 5.2–5.4 werden die Wege zur Erreichung der einzelnen Ziele und die dazu nötigen Inhalte spezifiziert. Dabei erfolgt jeweils in eckigen Klammern […] ein Verweis auf die zu den einzelnen Zielsetzungen entworfenen Module. Diese bilden die Kernelemente des vorliegenden Konzeptes (s. Kap. 5.3) und enthalten jeweils eine Beschreibung von nutzbaren Interventionsinhalten (z.B. Bewegungsformen oder Inhalte der Wissensvermittlung) sowie Hinweise zur Durchführung und zu nutzbaren Medien.

Tab. 5.1: Zielbereiche und Ziele

Zielbereich I: Einstellung und Verhalten
I.a Beeinflussung von schmerz- bzw. krankheitsbezogenen subjektiven Theorien und des korrespondierenden Verhaltens
I.b Aufbau aktiver Coping-Strategien für den Umgang mit Rückenschmerz
I.c Reduktion von psychischen Belastungen (Entspannungsverfahren)
I.d Positivierung der Einstellung zu körperlicher Aktivität in Bezug auf das Angstvermeidungsverhalten
I.e Aktive Stabilisation und Reduktion von Beanspruchungen des Rückens bei belastenden Bewegungen und Haltungen
Zielbereich II: Hinführung zu körperlicher/gesundheitssportlicher Aktivität
II.a Positivierung der Einstellung zu körperlicher Aktivität
II.b Aufbau von Bewegungskompetenz für eigenständige gesundheitssportliche Aktivität
II.c Aufbau von Steuerungskompetenz für eigenständige gesundheitssportliche Aktivität
II.d Aufbau von Entscheidungskompetenz für eigenständige gesundheitssportliche Aktivität
II.e Verbesserung des aktuellen und habituellen Wohlbefindens und dadurch die Reduktion von psychischen Belastungen (Distress, Angst) sowie Wirkungen entgegen einer Depression
Zielbereich III: Verbesserung der gesundheitsbezogenen Fitness
III.a Verbesserung von Kraft und Kraftausdauer der Rücken- bzw. Rumpfmuskulatur zur Vermeidung von bewegungsmangelbedingten Dekonditionierungszuständen
III.b Verbesserung der Koordination der Rücken- bzw. Rumpfmuskulatur zur Stabilisation des Rückens
III.c Verbesserung der allgemeinen körperlichen Fitness (Ausdauer, Beweglichkeit) im Sinne einer Förderung physischer Gesundheitsressourcen
III.d Bekanntmachung mit verschiedenen Formen gesundheitssportlicher Aktivität
III.e Aufbau von Kooperationen mit örtlichen Sportvereinen, Fitness- und Gesundheitszentren etc.

Tab. 5.2: Zielbereich I: Einstellung und Verhalten – Ziele und Inhalte

I.a Beeinflussung von schmerz- bzw. krankheitsbezogenen subjektiven Theorien (ST) und des korrespondierenden Verhaltens

Weg, Methode: Vermittlung von Hintergrundwissen über die Entstehung und Bedeutung von Rückenschmerzen
Inhalte z.B.:
- Ursachen und Risikofaktoren für Rückenschmerz, Verbreitung von Rückenschmerzen
- Zusammenhang zwischen Rückenschmerz und Wirbelsäulenerkrankungen (Botschaft: Rückenschmerz ist i.d.R. keine schwerwiegende Erkrankung!)
- Verlauf von Rückenschmerzen, Wirksamkeit von Therapiemaßnahmen (aktiv/passiv, konservativ/operativ etc.)
- Bedeutung von körperlicher Aktivität
[→ Module: ST 1–ST 9]

I.b Aufbau aktiver Coping-Strategien (ACS) für den Umgang mit Rückenschmerz

Weg, Methode: Vermittlung von Hintergrundwissen und Selbsthilfemöglichkeiten, Erprobung von Selbsthilfemöglichkeiten
Inhalte z.B.:
- Furchtvermeidungsverhalten
- Schmerzwahrnehmung und -bewertung – Katastrophisieren
- Aktivierungsstrategien vs. Vermeidungsstrategien
- Möglichkeiten zur Selbsthilfe (z.B. Entspannung, Entlastungen etc.)
[→ Module: ACS 1–ACS 7]

I.c Reduktion von psychischen Belastungen (Entspannungsverfahren E)

Weg, Methode: Vermittlung von Hintergrundwissen und Selbsthilfemöglichkeiten, Erprobung von Selbsthilfemöglichkeiten
Inhalte z.B.:
- Anwendung einfacher Entspannungsverfahren (z.B. Fantasiereisen etc.)
- Einfache Formen der Progressiven Muskelentspannung (Kurzformen)
- Stimmungsmanagement durch körperliche Aktivität
[→ Module: E 1, E 2]

I.d Positivierung der Einstellung zu körperlicher Aktivität (EKA) in Bezug auf das Angstvermeidungsverhalten

Weg, Methode: Vermittlung positiver Bewegungserfahrungen
Inhalte z.B.:
- Bewegungsspiele (sensitive Spiele, kooperative Spiele etc.)
- Übungsformen zur Körperwahrnehmung
- Bewegungsformen zur bewussten Wahrnehmung von Körperspannungen/muskulärer Stabilisation
[→ Module: EKA 1–EKA 5]

Tab. 5.2: Fortsetzung

I.e Aktive Stabilisation (Stabi) und Reduktion von Beanspruchungen des Rückens bei belastenden Bewegungen und Haltungen (Heben, Tragen, Ziehen, Schieben, unbequeme Haltungen etc.)

Weg, Methode:
1) Vermittlung von Bewegungstechniken
2) Verbesserung der Koordination der Rücken- bzw. Rumpfmuskulatur zur Stabilisation des Rückens
3) Mittel- bis langfristig über die Verbesserung von Kraft und Kraftausdauer der Rücken- bzw. Rumpf-muskulatur zur Vermeidung von bewegungsmangelbedingten Dekonditionierungszuständen

Inhalte z.B.:
- Möglichkeiten zur Vermeidung und zum Ausgleich von einseitigen Belastungen (Bewegungspausen, gymnastische Übungsformen, körperliche Aktivität)
- Bewegungstechniken zur Durchführung muskulär gesicherter Arbeitsbewegungen (Stabilisation)
- Übungsformen zur Verbesserung von Kraft und Kraftausdauer der Rückenmuskulatur
- Übungsformen zur Verbesserung der muskulären Stabilisation [vgl. McGill 2001]

→ Die Verbesserung von Kraft und Kraftausdauer der Rücken- bzw. Rumpfmuskulatur Reduktion von Beanspruchungen des Rückens lässt sich mittel- bis langfristig nur durch die Hinführung und Bindung an selbstständig durchgeführte körperliche Aktivität erreichen, siehe Zielbereiche II und III.
[→ Module: Stabi 1–Stabi 3, BK 1–BK 5]

Tab. 5.3: Zielbereich II: Hinführung zu körperlicher/gesundheitssportlicher Aktivität – Ziele und Inhalte

II.a Positivierung der Einstellung zu körperlicher Aktivität (EKA)

Weg, Methode: Vermittlung positiver Bewegungserfahrungen
Inhalte z.B.:
- Bewegungsspiele (sensitive Spiele, kooperative Spiele etc.)
- Übungsformen zur Körperwahrnehmung
- Bewegungsformen zur bewussten Wahrnehmung von Körperspannungen/muskulärer Stabilisation
[→ Module: EKA 1–EKA 5]

II.b Aufbau von Bewegungskompetenz (BK) für eigenständige gesundheitssportliche Aktivität (Gym-nastik, Ausdaueraktivitäten)

Weg, Methode: Vermittlung von selbstständig durchführbaren Übungs- und Trainingsformen
Inhalte z.B.:
- Erlernen von einfach durchführbaren funktionsgymnastischen Übungsformen zur Verbesserung von Kraft und Kraftausdauer der Rumpfmuskulatur
- Durchführung und Vermittlung von Übungsformen zur Verbesserung der muskulären Stabilisation [vgl. McGill 2001]
- Hinführung zu Walking und Laufen, Aufbau von Bewegungs- und Steuerungskompetenz (Pulssteue-rung, Atmung, subj. Belastungsempfinden)
[→ Module: BK 1–BK 5]

Tab. 5.3: Fortsetzung

II.c Aufbau von Steuerungskompetenz (SK) für eigenständige gesundheitssportliche Aktivität (Gymnastik, Ausdaueraktivitäten)

Weg, Methode: Vermittlung von Handlungswissen zum Aufbau von Selbststeuerungskompetenzen für eine eigenständige Durchführung gesundheitssportlicher Aktivitäten, Vermittlung von Selbstwirksamkeitserfahrungen

Inhalte z.B.:
- Steuerungskompetenz: Pulssteuerung, Atmung, subj. Belastungsempfinden
- Nutzung von Trainingsplänen (Selbstbeobachtung und Rückmeldung!)
- Hintergrundwissen zur Adaptation des Organismus an Training

[→ Module: SK 1–SK 3]

II.d Aufbau von Entscheidungskompetenz (EK) für eigenständige gesundheitssportliche Aktivität (Hintergrund- und Effektwissen)

Weg, Methode: Vermittlung von Wissen über Hintergründe und Effekte von körperlicher Aktivität

Inhalte z.B.:
- Positive Wirkungen von körperlicher Aktivität auf Herz-Kreislauf-System, Stoffwechsel etc.
- Hintergrundwissen zur Adaptation des Organismus an Training

Siehe auch Kapitel 4.5

[→ Module: EK 1–EK 3]

II.e Verbesserung des aktuellen und habituellen Wohlbefindens (W) und dadurch die Reduktion von psychischen Belastungen (Distress, Angst) sowie Wirkungen entgegen einer Depression/Depressivität

Weg, Methode: Vermittlung und Durchführung von stimmungsbeeinflussenden Aktivitäten

Inhalte z.B.:
- Ausdaueraktivitäten (Walking, Laufen)
- Rhythmische Aktivitäten (Musik)
- Kooperative Übungs- und Spielformen in der Gruppe
- Übungen zur Verbesserung der Entspannungsfähigkeit

[→ Module: W 1–W 4]

Tab. 5.4: Zielbereich III: Verbesserung der gesundheitsbezogenen Fitness (Fit) bzw. die Vermeidung/Reduktion einer Dekonditionierung – Ziele und Inhalte

III.a Verbesserung von Kraft und Kraftausdauer der Rücken- bzw. Rumpfmuskulatur zur Vermeidung von bewegungsmangelbedingten Dekonditionierungszuständen

Weg, Methode: Vermittlung und Durchführung funktionsgymnastischer Übungsformen

Inhalte z.B.:
- Übungsformen zur Verbesserung von Kraft und Kraftausdauer der Rückenmuskulatur

[→ Module: Fit 1]

III.b Verbesserung der Koordination der Rücken- bzw. Rumpfmuskulatur zur Stabilisation des Rückens

Weg, Methode: Vermittlung und Durchführung funktionsgymnastischer Übungsformen

Inhalte z.B.:
- Übungsformen zur Verbesserung der muskulären Stabilisation [vgl. McGill 2001]
- Sensomotorisches Üben und Trainieren, Gleichgewichtsübungen, instabile Ebenen etc. [vgl. Hirtz, Hotz, Ludwig 2000]

[→ Module: Fit 2]

Tab. 5.4: Fortsetzung

**III.c Verbesserung der allgemeinen körperlichen Fitness (Ausdauer, Beweglichkeit) im Sinne einer För-
derung physischer Gesundheitsressourcen**

Weg, Methode: Durchführung von Ausdaueraktivitäten und funktionsgymnastischen Übungsformen
(auf Basis der in II.b erlernten Kompetenzen)
Inhalte z.B.:
• Walking, Laufen
• Gymnastische Übungen zur Verbesserung der Beweglichkeit (Mobilisations- und Dehnungsübungen)
[→ Module: Fit 3]

III.d Bekanntmachung mit verschiedenen Formen gesundheitssportlicher Aktivität

Weg, Methode: Vermittlung von Wissen über verschiedene Formen gesundheitssportlicher Aktivität
(aufbauend auf II.d)
Inhalte z.B.:
• Informationen zu oder Erprobung von Ausdaueraktivitäten wie Walking und Laufen, Radfahren,
Schwimmen, ggf. Inline-Skating, Rudern etc.
• Informationen über Anbieter von weiterführenden Maßnahmen des Gesundheitssports (Vereine, Fit-
nesseinrichtungen etc.)
[→ Module: Fit 4, Fit 5]

III.e Aufbau von Kooperationen mit örtlichen Sportvereinen, Fitness- und Gesundheitszentren etc.

[→ Module: Fit 6]

5.2 Planung und Umsetzung einer bewegungsbezogenen Intervention zur Förderung der Rückengesundheit

5.2.1 Zielgruppe

Ein entsprechendes Bewegungskonzept zur Stärkung der Rückengesundheit und zur Prävention von Rückenschmerzen bezieht sich vor allem auf Erwachsene
◢ mit einem bewegungsarmen Lebensstil, d.h. mit weniger als ca. 1 h/Wo. körperlicher Aktivität
◢ mit bereits erlebten Rückenschmerzepisoden innerhalb des letzten Jahres
◢ mit einem selbst eingeschätzten hohen Risiko, Rückenschmerzen zu erleiden
◢ mit Vorliegen typischer Risikofaktoren für eine Verstärkung oder Chronifizierung von Rückenschmerzen

In der Praxis von Prävention und Gesundheitsförderung hat sich gezeigt, dass eine adä-quate Zielgruppenallokation kein Selbstläufer ist [Schwartz, Walter 2000]. Häufig nehmen auch im Bereich der Rückenschmerzprävention von sich aus eher diejenigen an Gesundheitsförderungsangeboten teil, die ohnehin ein hohes individuelles Gesundheitsbewusstsein haben und nicht zu den typischen Risikoträgern gehören [Schneider, Schiltenwolf 2005]. Deshalb sollten Maßnahmen ergriffen werden, die eine **gezielte Ansprache der relevanten Zielgruppe** mit entsprechender Risikoexposition erlauben. Dazu gehören Strategien wie eine aufsuchende Ansprache von potenziellen Zielpersonen über die Daten (Inanspruchnahme von Heil- und Hilfsmitteln oder Arbeitsunfähigkeit wegen Rückenschmerz) der jeweiligen Krankenversicherung [Walter et al. 2002] und die Nutzung von speziellen Screening-Verfahren zur Aufdeckung der Risikoexposition. Solche Instrumente befinden sich seit kurzem in der Entwicklung und im Einsatz. Zu ihnen gehören z.B. der **„Heidelberger Kurzfragebogen"** (HKF-R 10) von Neubauer et al. [2005a;

2005b] sowie der im Rahmen der auch dem vorliegenden Konzept vorausgegangenen Aktivitäten der Bertelsmann Stiftung entwickelte **Rückentest** [www.rueckentest.de, Lühmann, Müller, Raspe 2003].

Zur Ansprache der Zielgruppe und zur Klärung ihrer Voraussetzungen gehört auch die Abklärung möglicher Kontraindikationen für körperliche Belastungen. Eine solche Risikoabklärung sollte möglichst vor Beginn der ersten Kursstunde erfolgt sein, z.B. mit Hilfe des PAR-Q (Physical Activity Readiness Questionnaire der Canadian Society for Exercise Physiology, empfohlen von American Heart Association und American College of Sports Medicine – deutsche Fassung („Gesundheitscheck") unter www.dgsp.de) und ggf. Abklärung mit dem Hausarzt.

5.2.2 Umsetzung

Für die Gestaltung eines Kurses gelten vor dem Hintergrund der in den Kapiteln 1–4 beschriebenen Grundlagen und der Erkenntnisse zur Entstehung und Intervention bei Rückenschmerzen sowie zur Gesundheitsförderung folgende Prämissen:

> ◢ Unspezifische Rückenschmerzen sind unangenehm und lästig, aber sie sind „an sich" keine schwerwiegende Erkrankung.
> ◢ Sie lassen sich durch selbst gesteuerte Aktivitäten, durch die Veränderung der Einstellung und vor allem durch regelmäßige Bewegung gut beeinflussen.
> ◢ Bewegung und körperliche bzw. sportliche Aktivitäten sind positiv, machen Freude, sind selbst steuerbar und tun gut.

Im Mittelpunkt eines entsprechenden Kurskonzeptes steht, wie in Kapitel 5.1. als Zielsetzungen beschrieben, die **Vermittlung von Informationen und von Wissen** über die vielfältigen Zusammenhänge zur Entstehung, zur Bedeutung und Bewertung sowie zum Umgang mit dem Rückenschmerz. Im Hinblick auf die subjektiven Theorien der Teilnehmer zum Rückenschmerz und die Bedeutung des Angstvermeidungsverhaltens steht weiter die **Vermittlung von positiven und freudvollen Bewegungserfahrungen** im Vordergrund. Mit Blick auf die Heranführung und Bindung an körperliche Aktivität sind das Erleben und die Erweiterung eigener Bewegungskompetenzen bzw. bewegungsbezogener Kompetenzerwartungen von großer Bedeutung. Von Beginn an sollen die Kurseinheiten daher gezielt Bewegungs- und Steuerungskompetenzen hinsichtlich eigenständig durchgeführter körperlicher bzw. gesundheitssportlicher Aktivität aufbauen und Selbstwirksamkeitserfahrungen ermöglichen.

Die im vorangegangenen Kapitel 5.1 beschriebenen Zielsetzungen beziehen sich auf verschiedene Interventionsebenen. So stehen z.B. Zielsetzungen auf der physischen Ebene neben Zielsetzungen auf der kognitiven und psychosozialen Ebene bzw. sind diese Zielebenen miteinander verknüpft. Die Durchführung von Maßnahmen zur Erreichung dieser multimodalen Zielsetzungen muss daher in einer **interdisziplinären Perspektive** und unter **Berücksichtigung der Voraussetzungen der Teilnehmer** erfolgen.

> Beides erfordert eine hohe Kursleiterkompetenz in Bezug auf die verschiedenen Interventionsmodi, eine sorgfältige Planung der verschiedenen Kurseinheiten, einen stets reflektierten und begründeten sowie in Bezug auf die Teilnehmer abgestimmten und flexiblen Einsatz von Inhalten und Methoden.

Die Konzeption eines entsprechenden Angebots muss die Voraussetzungen der Teilnehmer berücksichtigen. Dazu gehören z.B. ein bewegungsarmer Lebensstil, Unsicherheiten bzgl. eigenständiger Bewegungsaktivitäten, die Furcht vor negativen Konsequenzen von Bewegung (z.B. Rückenschmerzen), insgesamt niedrige motorische Kompetenzen etc. Die Vermittlung der Kursinhalte muss daher **in für die Teilnehmer überschaubaren Schritten** erfolgen und eine **Überforderung der Kursteilnehmer vermeiden**. Im Hinblick auf die zentrale Zielsetzung der Bindung an einen rückenfreundlichen und körperlich aktiven Lebensstil und unter Berücksichtigung der vorliegenden Erkenntnisse zu „Drop-out" und Bindung [Pahmeier 1998] sollte der Kursaufbau folgende **Grundsätze** berücksichtigen (vgl. Kap. 4.5) und mit Beginn der ersten Kursstunde

◢ Zielsetzung und Aufbau der Kursstunden für die Kursteilnehmer nachvollziehbar und verständlich gestalten und

◢ die Vermittlung von Selbstwirksamkeitserfahrungen und die Verbesserung der Selbststeuerungskompetenzen in den Vordergrund stellen.

Entsprechend sollten

◢ die Informationseinheiten zur Vermittlung von Hintergrundwissen logisch aufeinander aufbauen

◢ die vermittelten kognitiven Lerninhalte in Beziehung zu den motorischen Lerninhalten stehen

◢ die Ziele und Inhalte für die Teilnehmer realistisch und realisierbar sein

◢ die motorischen Anforderungen so gestaltet sein, dass sie von den Teilnehmern als anspruchsvoll erlebt werden, sie aber nicht überfordern

◢ die Bewegungsaktivitäten positive Bewegungserfahrungen ermöglichen

◢ die Vermittlung der Informationen und der Aufbau der Selbststeuerungskompetenzen mit Medien und Materialien unterstützt werden (Teilnehmerunterlagen, Materialien zur Selbstbeobachtung, z.B. Pulskarten, Trainings- und Übungsdokumentation)

◢ Strategien und Techniken vermittelt werden, die die Änderung und Aufrechterhaltung eines gewünschten Verhaltens unterstützen.

Ohne dies an dieser Stelle explizit ausführen zu können, folgt das gewählte Vorgehen insgesamt den Ansätzen zur Veränderung des Verhaltens, die auf die sozial-kognitive Lerntheorie von Bandura [1979]; oder die „Theorie des geplanten Verhaltens" von Ajzen [1991] zurückgehen und im Hinblick auf das Selbstmanagement z.B. bei Kanfer, Reinecker, Schmelzer [2006] beschrieben sind.

Vor dem Hintergrund der vielfältigen und multimodalen Zielsetzungen und der beschriebenen methodischen Grundätze wird deutlich, dass deren **Umsetzung nur über einen längeren Zeitraum** erfolgen kann, der den Teilnehmern Zeit und Raum gibt, die neu gewonnenen Erkenntnisse, Fähigkeiten und Fertigkeiten in ihren Alltag zu integrieren. Deshalb erscheint für die Erfüllung der Zielsetzungen und das Erreichen nachhaltiger Wirkungen ein **mehrstufiges Vorgehen** sinnvoll:

1) Grundkurs – Rückengesundheit
Für die Vermittlung der wesentlichen Grundlagen ist die Durchführung von ca. 10–15 Kurseinheiten mit einer Dauer von jeweils 90 min 1-mal wöchentlich über einen Zeitraum von ca. 3–4 Monaten sinnvoll. Der Aufbau dieser Kurseinheiten sollte grob folgender Struktur entsprechen:

◢ **Einführungsteil** – mit Möglichkeiten zur
– Einstimmung in den Kurs, zum Austausch der Kursteilnehmer, zur Reflexion vorangegangener Ereignisse, zur Erläuterung von Stundenzielen, zur Klärung von organisatorischen Problemen und ggf. möglicher Kontraindikationen etc.

◢ **Bewegungspraxis** – mit Möglichkeiten zur
– physische Erwärmung mit einfachen gymnastischen Übungsformen und Spielformen

– psychischen Einstimmung durch Bewegungs- und Spielformen zur Förderung von Kommunikation und Interaktion
– Durchführung von erlebnis- und wahrnehmungsorientierten Bewegungsaktivitäten, z.B. spielerische Bewegungsaktivitäten zur Vermittlung freudvoller und positiver Bewegungserfahrungen, Übungsformen zur Körperwahrnehmung/Wahrnehmungslenkung
– Erprobung und Durchführung selbstständig gesteuerter individueller Bewegungsaktivitäten, z.B. Funktionsgymnastik oder Ausdauertraining
– Vermittlung motorischer Fertigkeiten für die Durchführung selbst gesteuerten Trainings in der Freizeit, z.B. gymnastische Übungsformen sowie Walking und Laufen
– Vermittlung motorischer Fertigkeiten zur Bewältigung von körperlichen Belastungen im Alltag, z.B. Übungsformen zur Rumpfstabilisation und zu Stabilisierungsstrategien bei Alltagsbewegungen wie Bücken, Heben, Tragen, Sitzen etc.
◢ **Entspannungsteil** – mit Möglichkeiten
– zur Durchführung von Übungsformen zur physischen und psychischen Entspannung, z.B. Wahrnehmungslenkung auf Spannungszustände der Muskulatur, einfache Formen der progressiven Muskelentspannung oder des autogenen Trainings, „naive" Entspannungsmethoden wie Igelballmassagen etc.
◢ **Stundenausklang** – Gruppengespräche
– zur Reflexion des vorangegangenen Stundeninhalts
– mit Austausch und Hinweisen zur Umsetzung des Gelernten im Alltag
– zur Vorbereitung selbstständiger Aktivitäten außerhalb der Kursstunde (Beobachtungsschwerpunkte, Anwendungsmöglichkeiten, „Hausaufgaben" etc.)
◢ **Informationsteil** – mit Möglichkeiten zur Vermittlung von

– Wissen über Hintergründe, Entstehungsmöglichkeiten und Bedeutung von Rückenschmerz
– Wissen über Möglichkeiten zum Umgang mit Rückenschmerz, zum Verhalten in Rückenschmerzepisoden etc.
– Wissen über Möglichkeiten und Effekte gesundheitssportlicher Aktivitäten
– Handlungswissen zur Durchführung von Bewegungsaktivitäten in direktem Bezug zur nachfolgenden Bewegungspraxis
– Wissen über die selbstständige Durchführung und Steuerung von Übungs- und Trainingsformen inner- und außerhalb der Kursstunden (Funktionsgymnastik sowie gesundheitssportliche Aktivitäten)

Die hier beschriebene schematische Struktur soll als Rahmen betrachtet werden, innerhalb dessen der Kursleiter seine **Freiheiten zur Gestaltung der einzelnen Kursstunden** z.B. im Wechsel zwischen Informationsteil, Praxisteil und Gesprächsrunde in Abhängigkeit von den jeweils spezifischen Kursgegebenheiten **aktiv nutzt**. So sollte die **Vermittlung von Informationen flexibel an unterschiedlichen und ggf. mehreren Stellen innerhalb des Kursablaufes erfolgen**. Sinnvoll ist dabei die Herstellung von direkten Bezügen zur vermittelten Bewegungspraxis.

Insgesamt müssen Aufbau des Kurses und Planung der Kurseinheiten sich an den eingangs (s. Kap. 5.1) beschriebenen Zielsetzungen für die Förderung der Rückengesundheit durch eine entsprechende bewegungsbezogene Intervention orientieren.

> D.h. der Kursleiter ist gefordert, die Elemente seines Kursprogramms so zusammenzusetzen, dass sich über eine gezielte Auswahl adäquater Inhalte eine sinnvolle Verbindung der einzelnen Kursstundenteile und ein kohärenter Ablauf des gesamten Kurses ergeben.

In Kapitel 6.6 ist die Zusammensetzung eines kompletten Kursangebotes beispielhaft dargestellt.

2) Weiterführende Angebote

Im Anschluss an den skizzierten Grundkurs sollten Möglichkeiten und Unterstützung zur Weiterführung der Aktivitäten gegeben werden. In Abhängigkeit von der für einen Einsteigerkurs gewählten Anbindung (Betrieb, kommerzielle Fitnesseinrichtungen, Krankenkasse, Verein, Volkshochschule o.Ä.) bieten sich verschiedene Organisationsformen an. So schafft z.B. die Durchführung eines **Aufbaukurses** in ähnlichem Umfang oder von **Auffrischungskursen**, z.B. in Form von Workshops, den Teilnehmern die Möglichkeit zur Fortführung der erlernten gesundheitssportlichen Aktivitäten unter gezielter Betreuung. Im Rahmen solcher Angebote kann erlerntes Handlungswissen gefestigt, Hintergrundwissen vertieft und Raum für die Erweiterung individueller Bewegungs- und Steuerungskompetenzen gegeben werden. So erhalten die Teilnehmer die Möglichkeit zur bewussten Wahrnehmung individueller Fortschritte und damit die Basis für eine überdauernde Bindung an körperliche Aktivität.

Aus der Teilnahme an Grund- und ggf. einem Aufbaukurs sollten sich im Sinne einer echten Vernetzung direkt Möglichkeiten für eine individuelle Weiterführung der erworbenen Kompetenzen anschließen. Dafür eignen sich Kooperationen mit örtlichen Anbietern von Gesundheitssport, sofern diese entsprechende Angebote für Einsteiger und Wiedereinsteiger offerieren (s. Module Fit 5 und Fit 6).

5.2.3 Modularer Aufbau des Konzepts

Um die aktive Auseinandersetzung des Kursleiters mit den Zielsetzungen und Inhalten seines Kursangebotes und dessen Anpassung

an unterschiedliche Zusammensetzungen der Zielgruppe zu ermöglichen, enthält das vorliegende Konzept keinen programmatisch durchgeplanten Kursablauf mit entsprechend zugewiesenen Inhalten.

Stattdessen werden verschiedene **Module** beschrieben (s. Kap. 6), die sich jeweils auf die vorgenannten Zielbereiche und Ziele beziehen und Beispiele für Inhalte und Methoden enthalten. Zusätzlich zu den auf den Kursinhalt bezogenen Modulen werden einzelne Module zur didaktisch-methodischen Gestaltung des Kurses vorgeschlagen („Hilfsmodule"). In Kapitel 6.6 erfolgt dann ein Vorschlag für eine mögliche Kurszusammensetzung (Beispiel Grundkurs „Rückengesundheit").

Innerhalb jedes **Moduls**

- ◢ wird das jeweils anzusteuernde Ziel benannt
- ◢ wird der zu vermittelnde Inhalt beschrieben
- ◢ wird eine Methode zur Vermittlung vorgeschlagen
- ◢ werden Hinweise zur Durchführung für die Praxis gegeben
- ◢ erfolgt eine grobe Abschätzung der möglichen Vermittlungsdauer
- ◢ erfolgt der Hinweis auf die Nutzung entsprechender Medien (Vorschläge für Medien sind auf der beiliegenden CD zu finden)
- ◢ erfolgt ein Hinweis auf die Möglichkeit zur Verknüpfung mit anderen Modulen

Die beschriebenen Module können vom Kursleiter flexibel in Bezug auf die von ihm gewählten Kurs- bzw. Stundenschwerpunkte gewählt und miteinander kombiniert werden.

In Abbildung 5.1 wird die entsprechende Zusammenstellung eines Kurses visualisiert.

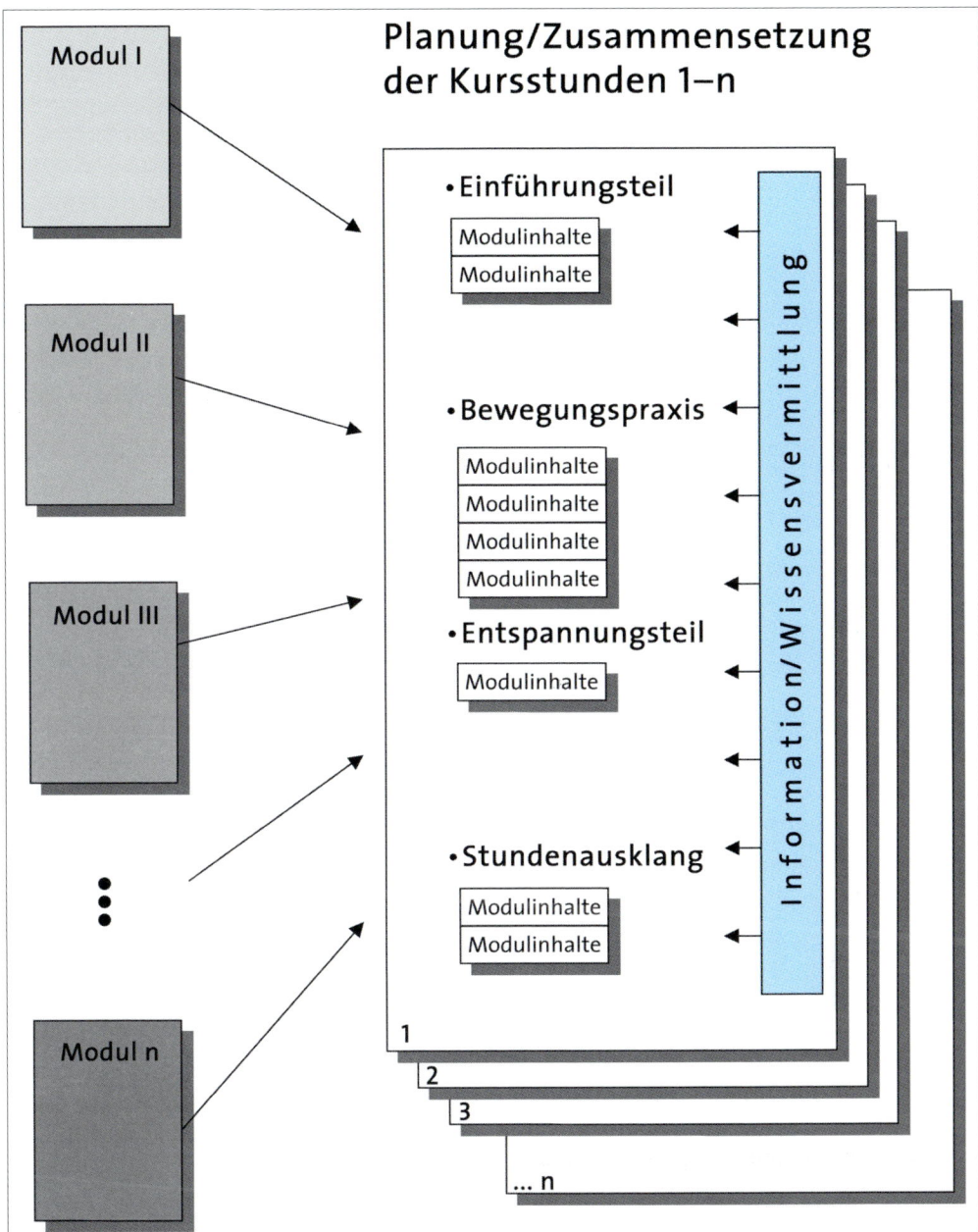

Abb. 5.1: Planung und Zusammensetzung von Kursstunden mit Hilfe von Modulen

6 Module für die Planung und Zusammensetzung von bewegungsbezogenen Interventionen zur Förderung der Rückengesundheit

Klaus Pfeifer

Die nachfolgenden Module beinhalten Bausteine für die Zusammensetzung von Kursstunden innerhalb eines Programms zur Förderung der Rückengesundheit. Alle Module beziehen sich auf die beschriebenen Zielbereiche und Ziele und das in Kapitel 5.2 vorgeschlagene Vorgehen für den Aufbau eines entsprechenden Kursprogramms.

> Die Module verstehen sich als Vorschläge für Inhalte und Methoden, die vom Kursleiter einzeln oder in Kombination als Werkzeuge für die zielgruppengerechte Gestaltung eines Kurses verwendet werden können.

Abbildung 6.1 visualisiert noch einmal die Beziehung zwischen übergeordneten Zielbereichen, Zielen und Modulen.

Die Module sind tabellarisch gestaltet. Nach der Beschreibung von **Modulziel**, **Inhalten** und **Methoden** werden Hinweise zur Durchführung und zur möglichen **Dauer** innerhalb der Kursstunden gegeben. Außerdem erfolgt ein Hinweis auf die Verwendung von **Medien**. Diese finden sich mit einer auf die Module bezogenen Nummerierung im Anhang des Konzepts. Da einige Übungsformen und Informationsinhalte für verschiedene Zielsetzungen verwendbar sind und es somit innerhalb und zwischen den Zielberei-

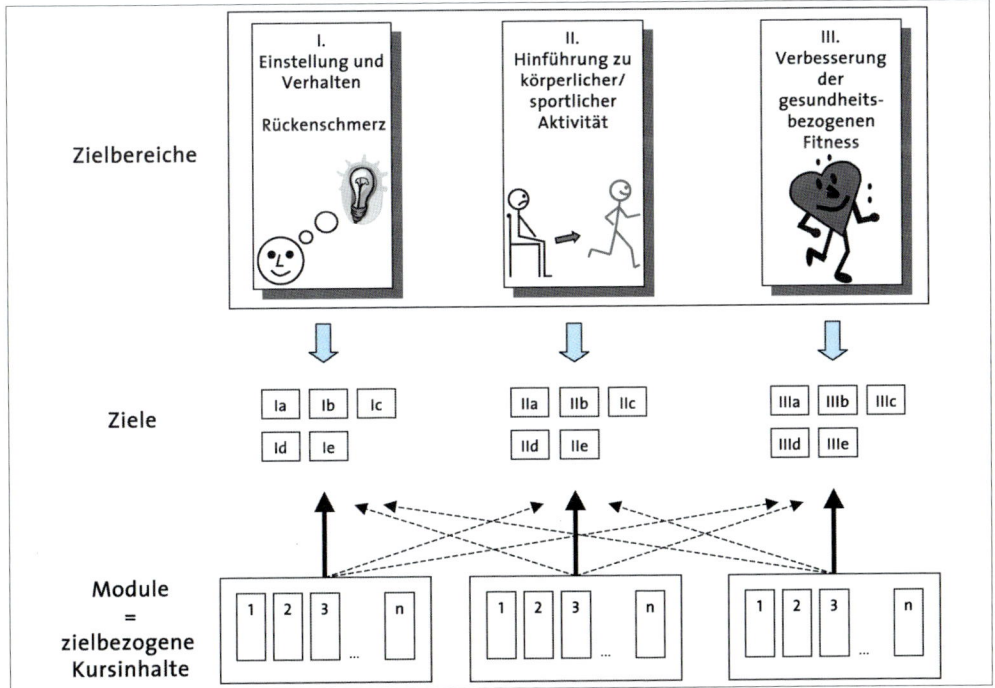

Abb. 6.1: Beziehung zwischen übergeordneten Zielbereichen, Zielen und Modulen

chen zu Dopplungen und Überschneidungen kommt, erfolgt am Ende jedes Moduls ein Hinweis auf mögliche **Verknüpfungen** mit anderen Modulen.

Tabelle 6.1 gibt eine Übersicht über alle Module, die in den nachfolgenden Kapiteln beschrieben werden.

Tab. 6.1: Übersicht – Module des Interventionskonzepts

Modulbe-zeichnung	Modulziel	
Subjektive Theorien (ST) – Wissen zum Rückenschmerz		
ST 1	Vermittlung von Wissen zu Ursachen und Risikofaktoren für Rückenschmerz	S. 31
ST 2	Vermittlung von Wissen zur Verbreitung von Rückenschmerz	S. 31
ST 3	Vermittlung von Wissen zu Zusammenhängen zwischen Rückenschmerz und Wirbelsäulenerkrankungen	S. 32
ST 4	Vermittlung von Wissen zu Risikofaktoren für Rückenschmerz	S. 33
ST 5	Vermittlung von Wissen zum Verlauf von Rückenschmerzen	S. 34
ST 6	Vermittlung von Wissen zu Aufbau und Funktion der Wirbelsäule bzw. des Rückens	S. 35
ST 7	Vermittlung von Wissen zur Rolle der Muskulatur für Stabilisation, Haltung und Bewegung des Rückens	S. 36
ST 8	Vermittlung von Wissen zur Funktion der Bandscheibe	S. 38
ST 9	Vermittlung von Wissen zu ernsthaften Erkrankungen der Wirbelsäule („Red Flags")	S. 39
Umgang mit Rückenschmerz – Aufbau und Stabilisierung von aktiven Coping-Strategien (ACS) Psychische Belastungen/Entspannung (E)		
ACS 1	Beeinflussung des Risikofaktors „Katastrophisieren"	S. 40
ACS 2	Beeinflussung des Risikofaktors „Katastrophisieren"	S. 41
ACS 3	Beeinflussung des Risikofaktors „Katastrophisieren"	S. 46
ACS 4	Beeinflussung des Risikofaktors „Angst, Rumination, Katastrophisieren"	S. 47
ACS 5	Beeinflussung des Risikofaktors „Furchtvermeidungsdenken"; Stärkung der Selbstwirksamkeit; Lernen Ziele zu setzen	S. 48
ACS 6	Beeinflussung des Risikofaktors „Stress" und des passiven Coping	S. 50
ACS 7	Erarbeitung von Verhaltensweisen im Umgang mit Rückfällen (rezidivierende Schmerzen)	S. 51
E 1	Stimmungsmanagement durch körperliche Aktivität, Bekanntmachen mit einfachen Entspannungsmöglichkeiten; Aufbau von Hintergrundwissen	S. 52
Einstellung zu körperlicher Aktivität (EKA)		
EKA 1	Vermittlung von positiven und freudvollen Bewegungserlebnissen	S. 53
EKA 2	Ankommen und in Bewegung kommen, Freude am Miteinander …	S. 61
EKA 3	Körper und Bewegung wahrnehmen und erleben	S. 65
EKA 4	Körper und Bewegung wahrnehmen und erleben – Wahrnehmung von Körperspannungen und muskulärer Stabilisation	S. 67
EKA 5	Wahrnehmung der angenehmen Wirkungen von Bewegungspausen	S. 69

Tab. 6.1: Fortsetzung

Modulbe-zeichnung	Modulziel	
Aktive Stabilisation der Wirbelsäule – Reduktion physischer Beanspruchung des Rückens bei belastenden Haltungen und Bewegungen (Stabi)		
Stabi 1	Vermittlung von Muskelaktivierungsstrategien zur aktiven Stabilisation der Wirbelsäule	S. 54
Stabi 2	Vermittlung von Muskelaktivierungsstrategien zur aktiven Stabilisation der Wirbelsäule → Erlernen der Aktivierung der wirbelsäulenstabilisierenden Muskulatur bei Alltagsbewegungen	S. 58
Stabi 3	Übertragung der vermittelten aktiven Stabilisationsstrategien auf typische belastende Bewegungen am Arbeitsplatz	S. 60
Aufbau von Bewegungskompetenz (BK), Steuerungskompetenz (SK) und Entscheidungskompetenz (EK) für die eigenständige Durchführung gesundheitsförderlicher körperlicher Aktivität		
BK 1	Hinführung zu einem eigenständigen Training von Kraftausdauer und Kraft der stabilisierenden Rumpfmuskulatur – Vermittlungswege	S. 69
BK 2	Hinführung zu einem eigenständigen Training von Kraftausdauer und Kraft der stabilisierenden Rumpfmuskulatur – Funktionsgymnastische Übungsformen	S. 71
BK 3	Hinführung zu einem selbstgesteuerten Ausdauertraining ...	S. 74
BK 4	Aufrechterhaltung und Verbesserung der Beweglichkeit ...	S. 77
BK 5	Vermittlung von Bewegungsformen zur Mobilisation der Wirbelsäule	S. 80
SK 1	Vermittlung von Handlungswissen zur Trainingssteuerung eines eigenständigen Trainings der Kraftausdauer und Kraft der stabilisierenden Rumpfmuskulatur	S. 81
SK 2	Vermittlung von Handlungswissen zur individuellen Belastungsdosierung und zur Planung von Ausdauertraining	S. 82
EK 1	Vermittlung von Hintergrundwissen zur Funktion der Muskulatur in Bezug auf die Stabilisation der Wirbelsäule	S. 84
EK 2	Vermittlung von Hintergrundwissen zu den Effekten und Gesundheitswirkungen von Ausdauertraining	S. 84
EK 3	Vermittlung von Wissen über die positiven Wirkungen von Entspannungsübungen	S. 85
Beeinflussung von Stimmung und Wohlbefinden (W), Entspannungsmöglichkeiten (E)		
W 1	Steigerung des Wohlbefindens durch Ausdaueraktivitäten	S. 86
W 2	Steigerung des Wohlbefindens durch rhythmische Aktivitäten	S. 87
W 3	Steigerung des Wohlbefindens durch Übungs- und Spielformen	S. 88
W 4/E 2	Steigerung des Wohlbefindens durch Entspannungsübungen	S. 89

Tab. 6.1: Fortsetzung

Modulbe-zeichnung	Modulziel	
Verbesserung der gesundheitsbezogenen Fitness (Fit)		
Fit 1	Verbesserung von Kraft- und Kraftausdauer der Rücken- bzw. Rumpfmuskulatur zur Vermeidung von bewegungsmangelbedingten Dekonditionierungszuständen	S. 90
Fit 2	Verbesserung der Koordination von Rücken- bzw. Rumpfmuskulatur zur Stabilisation des Rückens	S. 90
Fit 3	Verbesserung der allgemeinen körperlichen Fitness (Ausdauer, Beweglichkeit) im Sinne der Förderung physischer Gesundheitsressourcen	S. 91
Fit 4	Kennenlernen von verschiedenen Formen gesundheitssportlicher Aktivität	S. 91
Fit 5	Körperliche Aktivitäten im Alltag fördern und die Wirkung beurteilen können	S. 92
Fit 6	Aufbau von Kooperationen mit örtlichen Sportvereinen, Fitness- und Gesundheits-zentren etc.	S. 93
Hilfsmodule zum Selbstmanagement (SM) und zum Aufbau von Änderungsmotivation (A)		
SM 1	Verdeutlichen von Grundlagen und Strategien der Verhaltensänderung ...	S. 94
SM 2	Hinführung der Teilnehmer zu eigenständiger, systematischer Beobachtung ihres Verhaltens im Alltag	S. 95
SM 3	Wahrnehmungslenkung auf Hindernisse und Barrieren bei Verhaltensänderungen	S. 96
SM 4	Unterstützung der Verhaltensänderung, Transfer in den Alltag	S. 97
A 1	Kennenlernen der Teilnehmer, Erarbeitung der Zielsetzung für den Kurs	S. 98
A 2	Vermittlung der Funktion der Gruppe und des individuellen Umgangs mit Aufgaben	S. 98

Zu vielen der Module liegen auf der diesem Buch beiliegenden CD passende Medien vor, die zur Nutzung in den Kursstunden als Folienvorlage oder als Handzettel/Teilnehmerkarten für die Teilnehmer ausgedruckt werden können. Die Medien sind mit der Bezeichnung „M" gekennzeichnet, der dem jeweiligen Modulkürzel vorangestellt ist, z.B. „MST" für Medien zu den Modulen zu Subjektiven Theorien.

6.1 Module zu Zielbereich I: Einstellung und Verhalten

Klaus Pfeifer, Frank Hänsel

Modul ST 1: Subjektive Theorien

Einstellung und Verhalten	
Ziel I.a: Beeinflussung rückenschmerzbezogener subjektiver Theorien	

Subjektive Theorien – Modul ST 1	
Modulziel	Vermittlung von Wissen zu Ursachen und Risikofaktoren für Rückenschmerz
Inhalt	Ursachen und Risikofaktoren für Rückenschmerz
Methode	Wissensvermittlung durch den Kursleiter, Erarbeitung der Inhalte in der Gruppe
Hinweise zur Durchführung	• Fragen an die Gruppe, z.B.: Wodurch entstehen Rückenschmerzen? Wann bekommt man meistens Rückenschmerz? Wie sind die Situationen charakterisiert? etc. • Sammlung von Teilnehmermeinungen, ggf. schriftliche Sammlung auf Flipchart od. Folie. Nennungen können sein, z.B.: Sitzen, Bücken, schwere Sachen tragen, Stress, angeborene Krankheit, Bandscheibenprobleme etc. • Gespräch und Austausch unter den Teilnehmern, Erarbeitung von Gemeinsamkeiten der genannten Ursachen und Situationen • Einbau von Fachinformationen zu Ursachen und Risikofaktoren mithilfe von Folien • Unterbrechung durch aktivierende und motivierende Bewegungspausen; jeweils nach den Bewegungspausen kurze Nachfrage nach den erzeugten Körperempfindungen (Verbalisierung durch die Teilnehmer), Wahrnehmungslenkung auf positive Empfindungen (s. Modul EKA 5)
Dauer	Ca. 10–20 min
Medien	• Leicht verständliche Folien/Teilnehmerkarten zu den wesentlichen Ursachen und Risikofaktoren für Rückenschmerz: **MST 1–MST 4** • Broschüre „Locker bleiben" (auf beiliegender CD) • „Das Rückenbuch" [Nilges 2000]
Verknüpfung	Alle ST-Module, alle ACS-Module, Modul EKA 5

Modul ST 2: Subjektive Theorien

Einstellung und Verhalten	
Ziel I.a: Beeinflussung rückenschmerzbezogener subjektiver Theorien	

Subjektive Theorien – Modul ST 2	
Modulziel	Vermittlung von Wissen zur Verbreitung von Rückenschmerzen
Inhalt	Verbreitung von Rückenschmerzen, Rückenschmerz als Massenphänomen

Modul ST 2: Fortsetzung

Methode	Wissensvermittlung durch den Kursleiter, Erarbeitung der Inhalte in der Gruppe
Hinweise zur Durchführung	• Fragen an die Gruppe: Wie viele Menschen haben wie oft Rückenschmerzen? Wie viele Menschen kennen Sie, die Rückenschmerzen haben? etc. → Botschaft: Rückenschmerz betrifft fast jeden! • Sammlung von Teilnehmermeinungen, Austausch im Gruppengespräch • Einbau von Fachinformationen mit verständlich aufbereiteten epidemiologischen Basisdaten (z.B. Kuchendiagramme zu Prävalenz von Rückenschmerz, Rückenschmerzen und Alter bzw. Geschlecht) • Unterbrechung durch aktivierende und motivierende Bewegungspausen; jeweils nach den Bewegungspausen kurze Nachfrage nach den erzeugten Körperempfindungen (Verbalisierung durch die Teilnehmer), Wahrnehmungslenkung auf positive Empfindungen (s. Modul EKA 5)
Dauer	Ca. 5–15 min
Medien	• Folien zu Prävalenz von Rückenschmerz: **MST 5** • Broschüre „Locker bleiben" • „Das Rückenbuch" [Nilges 2000] • Teilnehmerkarten mit entsprechenden Informationen
Verknüpfung	Alle ST-Module

Modul ST 3: Subjektive Theorien

Einstellung und Verhalten	
Ziel I.a: Beeinflussung rückenschmerzbezogener subjektiver Theorien	

Subjektive Theorien – Modul ST 3	
Modulziel	Vermittlung von Wissen zu Zusammenhängen zwischen Rückenschmerz und Wirbelsäulenerkrankungen
Inhalt	Erläuterung der Zusammenhänge zwischen Rückenschmerz und Wirbelsäulenerkrankungen: Unspezifischer Rückenschmerz ⟷ Abgrenzung zu spezifischen Störungen → Botschaft: *Rückenschmerz ist in der Regel keine schwerwiegende Erkrankung!*
Methode	Wissensvermittlung durch den Kursleiter, Diskussion in der Gruppe

Hinweise zur Durchführung	• Wie ist der Stand der Wissenschaft?
	• Klärung „unspezifischer Rückenschmerz" vs. „spezifischer Rückenschmerz"
	• Vorstellung der aktuellen Erkenntnisse zum Zusammenhang zwischen Rückenschmerz und Wirbelsäulenerkrankung: „Die Wissenschaft hat festgestellt ..."
	• Vor diesem Hintergrund Vermittlung folgender Kernaussagen:
	  – Rückenschmerzen sind in der Regel keine schwerwiegende Erkrankung
	  – Rückenschmerzen haben meist keine Erkrankung der Wirbelsäule als Ursache
	  – Ursache der Rückenschmerzen sind meist nur einfache Überlastungen der Muskulatur = Verspannungen, kleine Verstauchungen in den Gelenken etc.
	  – Rückenschmerz bedeutet, dass der Rücken nicht „in Form" ist
	• Frage an die Gruppe: Welche Ursachen mag es noch für die Verschlimmerung oder den Verbleib von Rückenschmerzen geben?

Modul ST 3: Fortsetzung

Hinweise zur Durchführung	• Erläuterung des bio-psycho-sozialen Modells von Rückenschmerz • Darstellung der Risikofaktoren für die Wiederkehr, die Persistenz von Rückenschmerz • Unterbrechung durch aktivierende und motivierende Bewegungspausen; jeweils nach den Bewegungspausen kurze Nachfrage nach den erzeugten Körperempfindungen (Verbalisierung durch die Teilnehmer), Wahrnehmungslenkung auf positive Empfindungen (s. Modul EKA 2–EKA 4)
Dauer	Ca. 15–20 min
Medien	• **MST 2, 4** und **6**: unspezifischer vs. spezifischer Rückenschmerz • Teilnehmerkarten mit entsprechenden Informationen • Broschüre „Locker bleiben" • „Das Rückenbuch" [Nilges 2000]
Verknüpfung	Alle ST-Module

Modul ST 4: Subjektive Theorien

Einstellung und Verhalten	
Ziel I.a: Beeinflussung rückenschmerzbezogener subjektiver Theorien	

Subjektive Theorien – Modul ST 4	
Modulziel	Vermittlung von Wissen zu Risikofaktoren für Rückenschmerz
Inhalt	Erläuterung von Risikofaktoren für Wiederkehr und Persistenz von Rückenschmerz
Methode	Wissensvermittlung durch den Kursleiter, Erarbeitung der Inhalte in der Gruppe
Hinweise zur Durchführung	• Fragen an die Gruppe: Welche Faktoren begünstigen Rückenschmerzen? Welches sind Risikofaktoren für den Verbleib von Rückenschmerz? • Darstellung der Risikofaktoren für die Wiederkehr oder Persistenz von Rückenschmerz [vgl. Lühmann 2005] • Unterbrechung durch aktivierende und motivierende Bewegungspausen; jeweils nach den Bewegungspausen kurze Nachfrage nach den erzeugten Körperempfindungen (Verbalisierung durch die Teilnehmer), Wahrnehmungslenkung auf positive Empfindungen (s. Modul EKA 2–EKA 4)
Dauer	Ca. 5–10 min
Medien	• Folien mit Risikofaktoren: **MST 7** • Teilnehmerkarten mit entsprechenden Informationen • Broschüre „Locker bleiben" • „Das Rückenbuch" [Nilges 2000]
Verknüpfung	Alle ST-Module

Modul ST 5: Subjektive Theorien

Einstellung und Verhalten
Ziel I.a: Beeinflussung rückenschmerzbezogener subjektiver Theorien

Subjektive Theorien – Modul ST 5	
Modulziel	Vermittlung von Wissen zum Verlauf von Rückenschmerzen
Inhalt	Verlauf von Rückenschmerzen, Wirksamkeit von Therapiemaßnahmen (aktiv/passiv, konservativ/operativ etc.)
Methode	Wissensvermittlung durch den Kursleiter, Erarbeitung der Inhalte in der Gruppe
Hinweise zur Durchführung	• Fragen an die Gruppe, z.B.: Wie verlaufen Rückenschmerzen im Allgemeinen? Welche Therapieformen wirken Ihrer Meinung nach bei Rückenschmerz? Welche wirken kurzfristig, welche langfristig? Wie kann man sich auf Dauer gegen Rückenschmerzen schützen?
	• Sammlung von Meinungen und Erfahrungsberichten (z.B. werden i.d.R. genannt: a) für kurzfristige Wirkungen: Ruhe, Spritze, Wärme, Massage; b) für langfristige Wirkungen: Bewegung = wobei meist gezielte Bewegung wie Krankengymnastik gemeint ist, nicht aber eigenständige körperliche Aktivität → Erarbeitung eines Konsenses zum Thema Bewegung
	• Darstellung typischer Verläufe von Rückenschmerz

	• Erläuterung der Wirksamkeit verschiedener Maßnahmen (s. „European Guidelines for Prevention in Low Back Pain", http://www.backpaineurope.org (s. CD: deutsche Fassung der Leitlinien), „Das Rückenbuch" [Nilges 2000] oder die Broschüre „Locker bleiben"):
	  – Physikalische Therapie: Massage, Wärme/Kälte, Balneotherapie etc.
	  – Schonung und Ruhe
	  – Körperliche Aktivität

	• Darstellung der wesentlichen Empfehlungen zum Umgang mit Rückenschmerz (s. „European Guidelines for Prevention in Low Back Pain", „Das Rückenbuch" [Nilges 2000] oder „Rückenprävention am Arbeitsplatz" [Bertelsmann Stiftung 2005])
	• Gruppengespräch zu den Vorteilen und angenommenen Wirkungen von körperlicher Aktivität Hier geht es vor allem um die Vermittlung der Positivbotschaften zu körperlicher Aktivität, die Erläuterung der erzielbaren Vorteile, die Darstellung möglicher Aktivitäten etc. Dieses Modul steht direkt in Beziehung zu Modul ST3 („Rückenschmerz ist in der Regel keine schwerwiegende Erkrankung!")
	• Unterbrechung durch aktivierende und motivierende Bewegungspausen; jeweils nach den Bewegungspausen kurze Nachfrage nach den erzeugten Körperempfindungen (Verbalisierung durch die Teilnehmer), Wahrnehmungslenkung auf positive Empfindungen (s. Modul EKA 5)
Dauer	Ca. 10–20 min

Modul ST 5: Fortsetzung

Medien	• **MST 8–MST 10**
	• Folien mit wesentlichen Positivbotschaften: **MST 11**
	• Teilnehmerkarten mit entsprechenden Informationen (hier primär Positivbotschaften!)
	• Broschüre „Locker bleiben"
	• „Das Rückenbuch" [Nilges 2000]
Verknüpfung	Alle ST-Module

6.1.1 Vorbemerkungen Module ST 6–ST 9

Die Teilnehmer einer Interventionsmaßnahme sollen den Sinn von körperlicher Aktivität bzw. der Verbesserung von körperlicher Fitness für den Rücken verstehen. Dazu ist die Vermittlung von Hintergrundwissen zu Aufbau und Funktion der Wirbelsäule und der sie umgebenden Muskulatur notwendig.

> Im Fokus der Aufmerksamkeit steht dabei die positive Darstellung der faszinierenden Bewegungsmöglichkeiten der Wirbelsäule und der stabilisierenden und bewegenden Funktion der Muskulatur.

Die Darstellungen sollen vor allem deutlich machen, dass Wirbelsäule und Rücken in erster Linie Bewegungsfunktionen erfüllen und für Bewegung gemacht sind. Um ein Verständnis für diese Zusammenhänge zu erzielen, ist eine didaktisch nachvollziehbare und einfach verständliche Vermittlung folgender Bausteine notwendig:

◢ Aufbau und Funktion der Wirbelsäule
◢ Rolle der Muskulatur für Stabilisation, Haltung und Bewegung des Rückens
◢ Bandscheibe – „Ernährung" und Bewegung
◢ Bewegung fördert allgemein die Körperfunktion (Durchblutung, Stoffwechsel, „Ernährung")

Modul ST 6: Subjektive Theorien

Einstellung und Verhalten	
Ziel I.a: Beeinflussung rückenschmerzbezogener subjektiver Theorien	

Subjektive Theorien – Modul ST 6	
Modulziel	Vermittlung von Wissen zu Aufbau und Funktion der Wirbelsäule bzw. des Rückens
Inhalt	Einfach verständliche Basisinformationen zu Aufbau und Funktion der Wirbelsäule
Methode	Wissensvermittlung durch den Kursleiter, Erarbeitung der Inhalte in der Gruppe
Hinweise zur Durchführung	Zur Darstellung eignet sich die Nutzung von vereinfachten anatomischen Abbildungen sowie eines beweglichen Wirbelsäulenmodells. Es empfiehlt sich im Sinne eines induktiven Vorgehens die Einbindung der Teilnehmer in den Vermittlungsprozess. Dies kann z.B. durch einfache Fragestellungen geschehen, die dann am Beispiel der Materialien gemeinsam mit den Teilnehmern erarbeitet bzw. beantwortet werden. Erläutert werden können:

Modul ST 6: Fortsetzung

Hinweise zur Durchführung	• Aufbau der Wirbelsäule aus Wirbeln und Bandscheiben, Wirbelkörper mit Dorn- und Querfortsätzen, Einteilung in Hals-, Brust-, Lendenwirbelsäule, unterschiedliche Dicke und Funktion der Wirbel in den einzelnen WS-Abschnitten – Warum sind Wirbel und Bandscheibe der HWS kleiner als die Wirbel der LWS? – Wo ist vorne, wo hinten am Wirbelsäulenmodell? Woran können wir dies erkennen? Welche Teile der WS können wir an uns tasten? (Dornfortsätze, Beckenkamm, oberer vorderer Darmbeinstachel) – Welche Bewegungsmöglichkeiten der Wirbelsäule kennen Sie? → alle Bewegungen können am Modell dargestellt und direkt praktisch nachvollzogen werden • Gelenkfunktionen der Wirbelsäule – Wodurch kommen die Bewegungsmöglichkeiten der WS zustande? – In welche Richtung können die Gelenke sich bewegen? Für die Erarbeitung der o.g. Aspekte empfiehlt sich jeweils direkt das praktische Nachvollziehen im Sinne von kleinen Bewegungspausen, bei denen die verschiedenen Bewegungsmöglichkeiten der WS direkt nachvollzogen werden können. Der Fokus liegt dabei auf der Aufmerksamkeitslenkung zu Bewegungswahrnehmung, Wirbelsäulenhaltung und der Verbalisierung von Assoziationen (z.B. aufgerichtet = aktiviert, s. Modul EKA 3).
Dauer	Ca. 10–20 min
Medien	• Folien mit Abbildungen: **MST 12–MST 15** • Wirbelsäulenmodell • Teilnehmerkarten mit entsprechenden Informationen
Verknüpfung	Alle ST-Module

Modul ST 7: Subjektive Theorien

Einstellung und Verhalten	
Ziel I.a: Beeinflussung rückenschmerzbezogener subjektiver Theorien	

Subjektive Theorien – Modul ST 7	
Modulziel	Vermittlung von Wissen zur Rolle der Muskulatur für Stabilisation, Haltung und Bewegung des Rückens
Inhalt	Einfach verständliche Informationen zur muskulären Verspannung der Wirbelsäule und zur Funktion der verschiedenen Muskelgruppen etc.
Methode	Wissensvermittlung durch den Kursleiter, Erarbeitung der Inhalte in der Gruppe
Hinweise zur Durchführung	Die Muskulatur bewegt und stützt die Wirbelsäule. Wesentliche Aufgabe der Muskulatur ist es, die Wirbelsäule bei Bewegungen und Belastungen zu stabilisieren. Diese Funktionen sollen die Teilnehmer kennenlernen, an Beispielen bewusst erleben und lernen, die muskulären Stabilisationsfunktionen gezielt einzusetzen: • Darstellung/Erarbeitung von Lokalisation und Funktion der Rumpfmuskulatur – Schematische Darstellung von Lage und Funktion: lange Rückenstrecker, kurze tiefe Rückenmuskulatur, gerade, schräge, quere Bauchmuskulatur mithilfe von Abbildungen und Modell

Modul ST 7: Fortsetzung

Hinweise zur Durchführung	– Austausch in der Gruppe: Welche Funktion haben die Muskeln, wenn sie angespannt werden? In welchen Situationen werden sie eingesetzt? etc. → hier Besprechung der wesentlichen Bewegungs- und vor allem Stabilisationsfunktionen! – Alle Bewegungsfunktionen können in Bewegungspausen aktiv nachvollzogen werden (EKA 5) • Verknüpfung von Wissens- mit Wahrnehmungs- bzw. Erlebensaspekten (vgl. Modul Körperwahrnehmung! EKA 3 und EKA 4), z.B.: – Wahrnehmungslenkung auf Muskelaktion bei der Gleichgewichtsregulation bei leichter Destabilisierung (z.B. aktives Körperschwanken) – Wahrnehmungslenkung auf Muskelaktion bei der Gleichgewichtsregulation bei starker Destabilisierung, z.B. durch Krafteinwirkung von außen (z.B. durch Partner, auf instabilen Unterlagen etc.) – Wahrnehmungslenkung und Verbalisierung von Muskelaktionen bei verschiedenen Bewegungsformen (Gehen, Laufen etc.) – Statische vs. dynamische Funktion der Muskulatur, Ermüdung und Muskelarbeit • Spiel- und Übungsformen zur Wahrnehmungslenkung, Ziel: Erfahrungen aufbauen hinsichtlich (s. Modul EKA 3 und EKA 4) – ggs. Destabilisierung und Stabilisation, „Kämpfchen" – Pendelübung: Stabilität und Labilität – Personentransport • Übungsformen zur aktiven Stabilisation des Rückens in Belastungssituationen, Ziel: Erlernen des aktiven Muskeleinsatzes zur Stabilisation (s. Modul Stabi 1 und Stabi 2, EKA 4) – Wahrnehmung „Bauchpresse" – Wahrnehmung „LWS" – Wahrnehmung „Beckenboden" etc. – Heben und Tragen – Bücken – Personentransport
Dauer	Ca. 10–30 min
Medien	• Folien: **MST 17–MST 21** • Wirbelsäulenmodell • Teilnehmerkarten mit entsprechenden Informationen
Verknüpfung	Alle ST-Module, EKA 2–EKA 4, Stabi 1 und Stabi 2

Modul ST 8: Subjektive Theorien

Einstellung und Verhalten	
Ziel I.a: Beeinflussung rückenschmerzbezogener subjektiver Theorien	

Subjektive Theorien – Modul ST 8	
Modulziel	Vermittlung von Wissen zur Funktion der Bandscheibe
Inhalt	Bandscheiben – Funktion, Bewegung und „Ernährung"
Methode	Wissensvermittlung durch den Kursleiter, Erarbeitung der Inhalte in der Gruppe
Hinweise zur Durchführung	• Aufbauend auf Modul ST 6 Darstellung der Funktion der Bandscheibe vor allem hinsichtlich ihrer Rolle bei Bewegungen der Wirbelsäule und ihrer Pufferfunktion • Nutzung einfacher schematischer Abbildungen • Erläuterung zum Zusammenhang zwischen Bewegung und „Ernährung" der Bandscheiben • Vereinfachte Darstellung des physiologischen Stoffwechsels der Bandscheibe und seiner Abhängigkeit von Be- und Entlastung → „Schwammprinzip" • Erarbeitung und Diskussion von Situationen der Belastung und Entlastung der Bandscheibe im Alltag, z.B.: Sitzen oder Stehen ohne Bewegungspause belastet, Bewegung mit Wechsel von Be- und Entlastung „ernährt". • Verknüpfung der Informationsvermittlung mit Bewegungserleben, z.B. durch rhythmisch-dynamische Ganzkörperübungen: Gehen, Schwungübungen etc. • Was müssen wir tun, um die Bandscheibe zu „ernähren"? → Aufstehen und bewegen = Bewegungspause! (s. Modul EKA 5) *Bemerkung: Vielfach wird Rückenschmerz mit Problemen oder einer Erkrankung „an der Bandscheibe" assoziiert. Die Besprechung des Themas sollte daher die „positive" Erläuterung der Bewegungsfunktionen und der hohen Flexibilität und Belastbarkeit der Bandscheibe in den vielfältigen Bewegungssituationen in den Vordergrund stellen.*
Dauer	Ca. 10–20 min
Medien	• Folien mit Abbildungen: **MST 12–MST 16** • Wirbelsäulen-Modell • Teilnehmerkarten mit entsprechenden Informationen
Verknüpfung	Alle ST-Module, EKA 5

Modul ST 9: Subjektive Theorien

Einstellung und Verhalten	
Ziel I.a: Beeinflussung rückenschmerzbezogener subjektiver Theorien	

Subjektive Theorien – Modul ST 9	
Modulziel	Vermittlung von Wissen zu ernsthaften Erkrankungen der Wirbelsäule („Red Flags")
Inhalt	Darstellung ernsthafter Erkankungen der Wirbelsäule („Red Flags"), Abgrenzung zu unspezifischen Rückenschmerzen
Methode	Wissensvermittlung durch den Kursleiter, Diskussion in der Gruppe
Hinweise zur Durchführung	Erläuterung der sog. Red Flags bei Rückenschmerzen: • Plötzlicher Gewichtsverlust • Fieber und Nachtschweiß • Taubheitsgefühle oder Lähmungserscheinungen in den Beinen • Schwierigkeiten, den Harn oder Stuhlgang zu kontrollieren • Vorherige Einnahme von Steroiden oder Drogen • Vorliegen einer Krebserkrankung oder HIV-Infektion • Vorhergehender Unfall • Erkennbare strukturelle Deformationen an der Wirbelsäule • Konstant starke und sich verschlimmernde Schmerzen (keine Reduktion bei Bettruhe) • Schmerzen im Bereich der Brustwirbelsäule Hinweise auf spezifische Erkrankungen der Wirbelsäule (Red Flags): • Tumor • Relevante strukturelle Veränderungen an der Wirbelsäule und Frakturen (Osteoporose) • Radikulärer Rückenschmerz (neurol. Symptome, Kaudasyndrom etc.) • Entzündung (Diszitis, Spondylitis) [s. Höffler, Lassek, Tiaden 2000; www.backpaineurope.org] Vermittlung folgender Kernaussagen: • Nur sehr selten sind spezifische Erkrankungen Ursache von Rückenschmerzen! • Nur 1–3% aller Rückenschmerzen sind auf Red Flags zurückzuführen! • Rückenschmerzen sind i.d.R. keine schwerwiegende Erkrankung! • Rückenschmerzen haben meist keine Erkrankung der Wirbelsäule als Ursache! Erarbeitung von Unterschieden zw. spezifischen und unspezifischen Rückenschmerzen
Dauer	Ca. 5–10 min
Medien	• Folien: **MST 22 – Red Flags** • Teilnehmerkarten mit entsprechenden Informationen • „Das Rückenbuch" [Nilges 2000]
Verknüpfung	Alle ST-Module, alle ACS-Module

Modul ACS 1: Aktive Coping-Strategien

Einstellung und Verhalten	
Ziel I.b: Aufbau aktiver Coping-Strategien für den Umgang mit Rückenschmerz	

Aktive Coping-Strategien – Modul ACS 1	
Modulziel	Beeinflussung des Risikofaktors „Katastrophisieren"
Inhalt	Informationen zur Bewertung und Beeinflussbarkeit von Schmerz: • Schmerzwahrnehmung ist von den subjektiven Bewertungen der Umstände, in denen der Schmerz auftritt, abhängig; hier: die Situation wird als „bedrohlich bzw. nicht bedrohlich" bewertet. • Schmerzwahrnehmung geht mit starken Gefühlen einher. • Schmerzwahrnehmung ist aktiv beeinflussbar.
Methode	Metaphorische Geschichte, die ein erlebnisorientiertes Nachvollziehen und Verstehen fördert
Hinweise zur Durchführung	• Einführung in das Thema, z.B. „Rückenschmerzen sind nur eine mögliche Art von Schmerzen, Schmerzen treten ja bspw. auch bei Verletzungen aller Art auf, bei kleinen oder großen Verletzungen; so wie Sie sie ja auch kennen; und natürlich sind die Schmerzen umso größer, je größer die Verletzung ist; und nicht nur das … Hören Sie dazu die folgende Geschichte …": • Die metaphorische Geschichte „Pilzsammler" im Erzählstil vortragen [Jungnitsch 1992, S. 116] • Fragen an die Gruppe, z.B.: Was haben Sie schon Ähnliches selbst erlebt oder kennen das bei anderen? Was heißt das für das Erleben von Rückenschmerz? Wie kann man damit anders umgehen? etc. • Sammlung von Teilnehmermeinungen, ggf. schriftliche Sammlung auf Flipchart oder Folie • Gesprächsführung in Richtung „aktives Umgehen mit Schmerz" → Botschaft: Die Wahrnehmung von Schmerz ist subjektiv, ist an die Bewertung der Umstände gebunden (je bedrohlicher, desto schmerzhafter) und deshalb auch aktiv beeinflussbar.
Dauer	Ca. 15–20 min
Medien	**MACS 1:** Makrosuggestion „Pilzsammler"
Verknüpfung	Alle ACS und ST-Module

Modul ACS 2: Aktive Coping-Strategien

Einstellung und Verhalten	
Ziel I.b: Aufbau aktiver Coping-Strategien für den Umgang mit Rückenschmerz	

Aktive Coping-Strategien – Modul ACS 2	
Modulziel	Beeinflussung des Risikofaktors „Katastrophisieren"
Inhalt	Informationen zur Bewertung und Beeinflussbarkeit von Schmerz: • Schmerzwahrnehmung ist von den subjektiven Bewertungen der Umstände, in denen der Schmerz auftritt, abhängig; hier: die Situation wird als „hilflos" bewertet. • Negative und positive Gedanken bei Schmerzen • Schmerzwahrnehmung geht mit starken Gefühlen einher. • Schmerzwahrnehmung ist aktiv beeinflussbar.
Methode	„Fotogeschichte", die ein erlebnisorientiertes Nachvollziehen und Verstehen fördert.
Hinweise zur Durchführung	• Einführung in das Thema, z.B. „Ständig – bewusst oder unbewusst – führen wir ein inneres Zwiegespräch mit uns selbst; wir tadeln uns, wenn wir einen Fehler gemacht haben, wir ermuntern uns zu etwas oder wir loben uns für unsere Leistungen. Auch wenn wir Schmerzen haben, gehen uns bestimmte Gedanken durch den Kopf, andere, als wenn es uns gut geht; auf den Fotos (s. nachfolgend) sind verschiedene Personen mit den Gedanken, die ihnen typischerweise bei Schmerzen durch den Kopf gehen, dargestellt ..." • „Fotogeschichte" verteilen • In 2er-/3er-Gruppe folgende Fragen bearbeiten: Was wird dargestellt? Was unterscheidet die Fotos? Was haben Sie schon Ähnliches selbst erlebt oder kennen das bei anderen? Was heißt das für das Erleben von Rückenschmerz? • Sammlung von Teilnehmermeinungen, ggf. schriftliche Sammlung auf Flipchart oder Folie • Welche eigenen positiven und negativen Gedanken fallen dem Einzelnen ein? Die gefundenen Gedanken in die leeren Sprechblasen einfügen. • Gesprächsführung in Richtung „aktives Umgehen mit Schmerz" → Botschaft: Die Wahrnehmung von Schmerz ist subjektiv, ist an die Bewertung der Umstände gebunden (je hilfloser, desto schmerzhafter) und aktiv beeinflussbar.
Dauer	Ca. 20–25 min
Medien	• „Fotogeschichte" • **MACS 2:** Folie mit negativen und positiven Gedanken [Basler, Kröner-Herwig 1998, S. 172]
Verknüpfung	Alle ACS und ST-Module

Fotos mit positiven Gedanken zeigen eher eine neutrale Mimik der abgebildeten Personen (A); die Fotos mit den negativen Gedanken zeigen eher eine negative Mimik (milde Formen des Ausdrucks von Schmerz, Erschöpfung, Trauer, Resignation, Depressivität, Ungeduld, Ärger) der abgebildeten Personen (B).

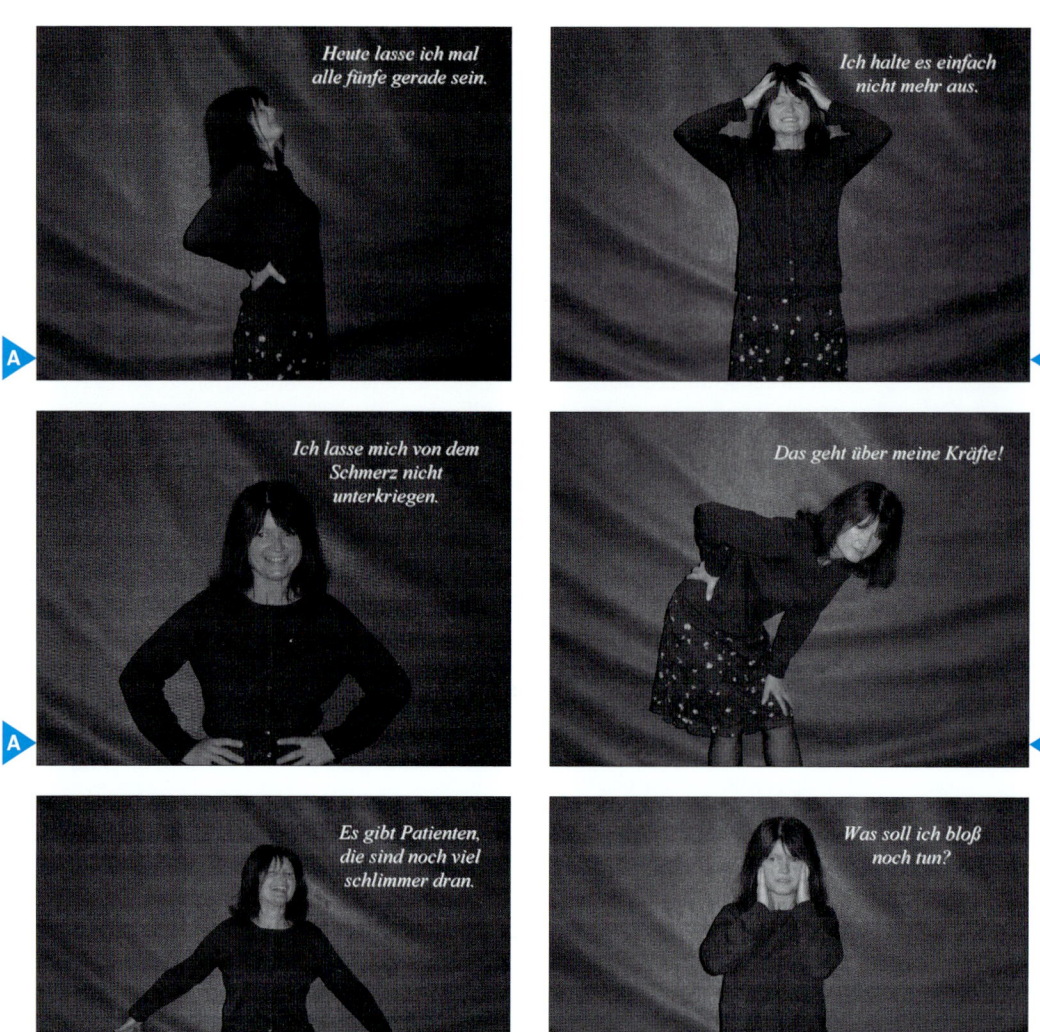

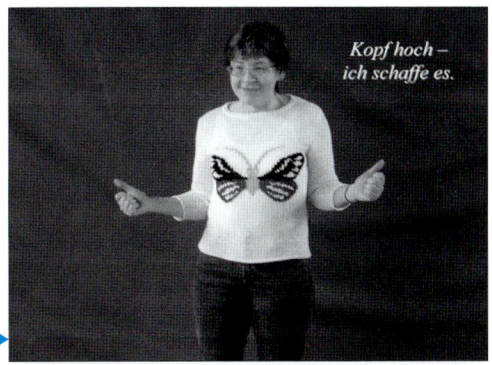

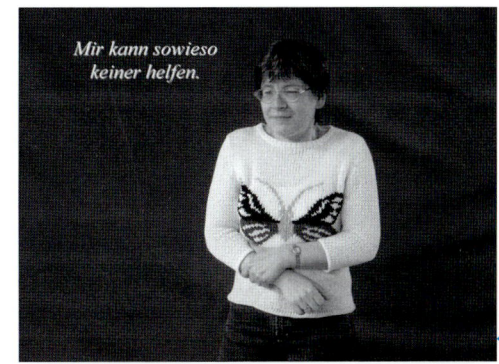

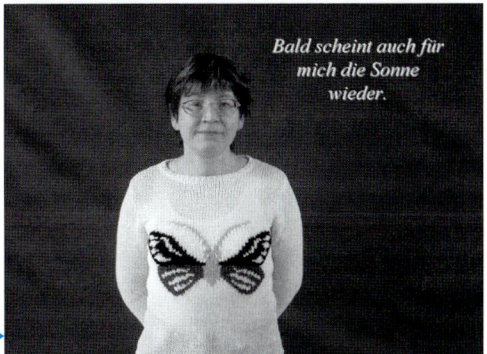

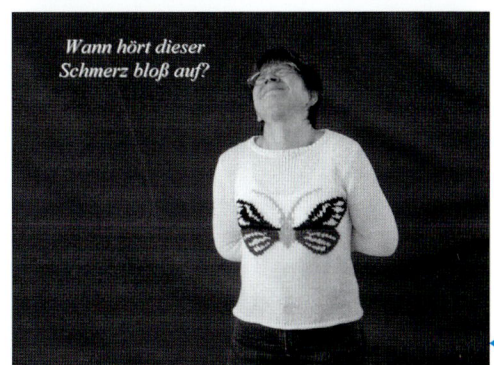

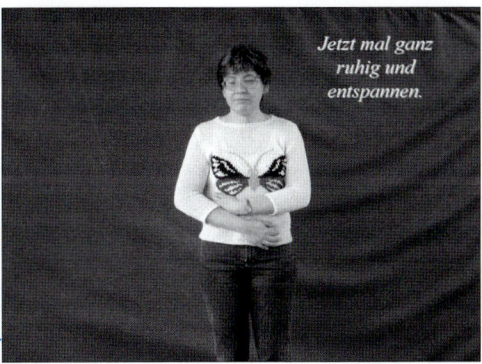

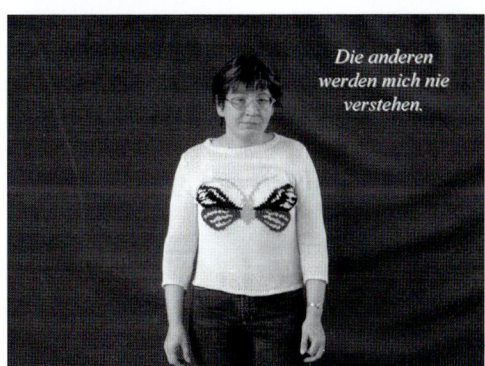

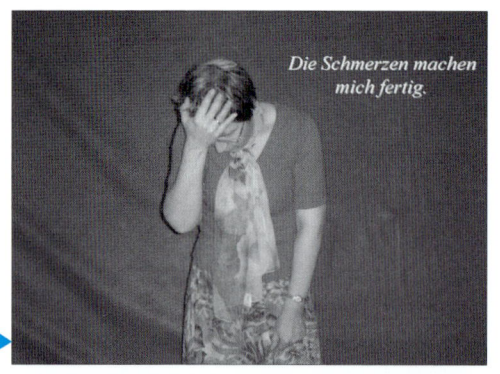

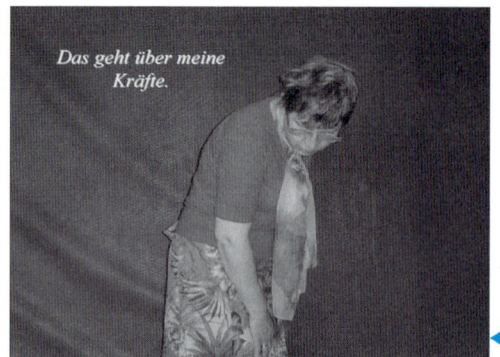

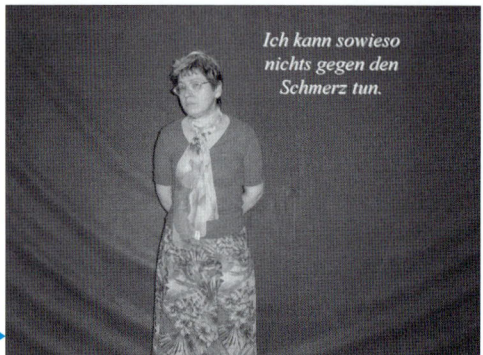

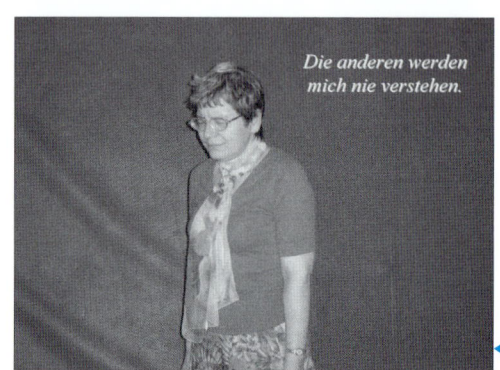

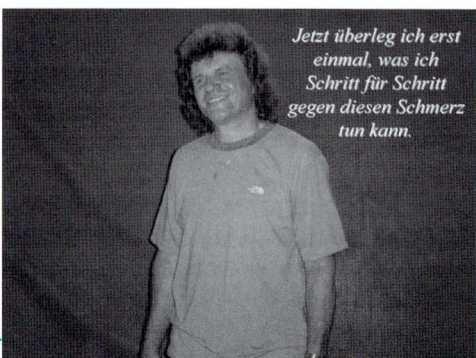

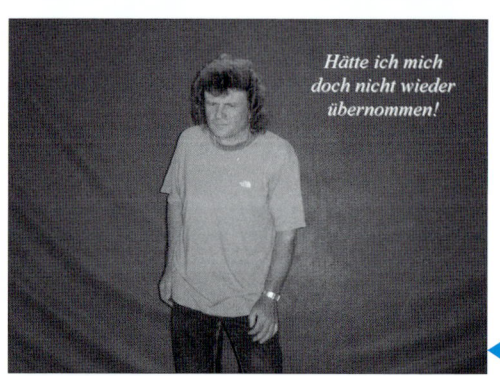

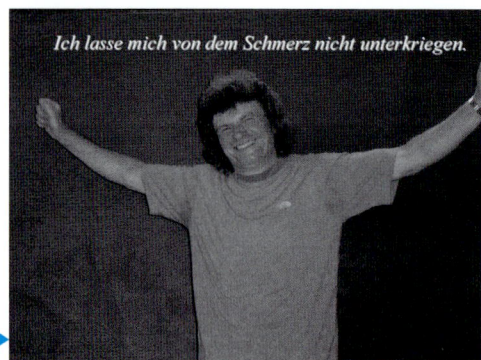

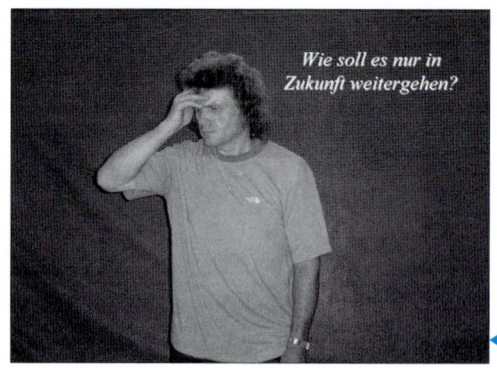

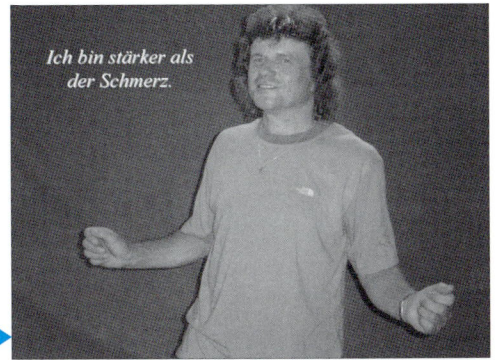

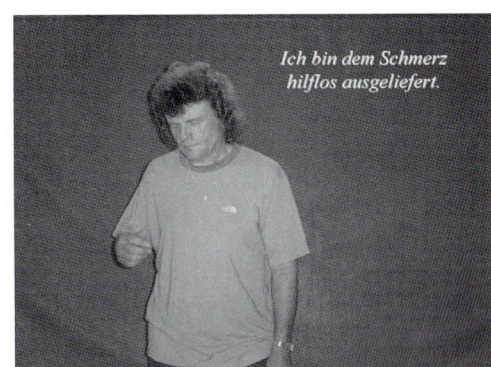

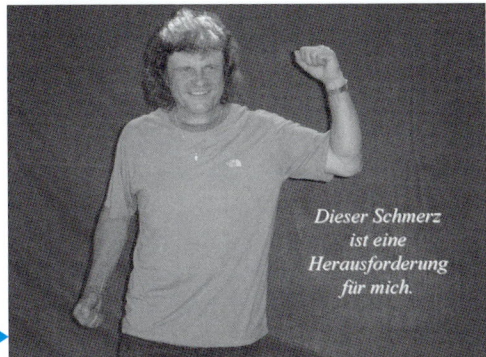

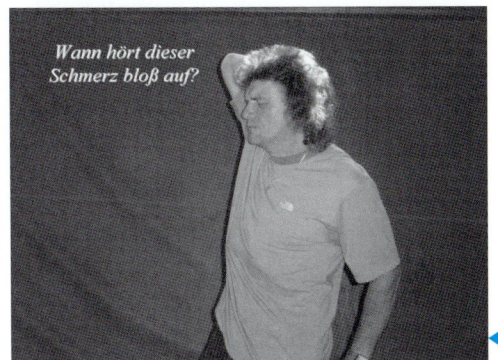

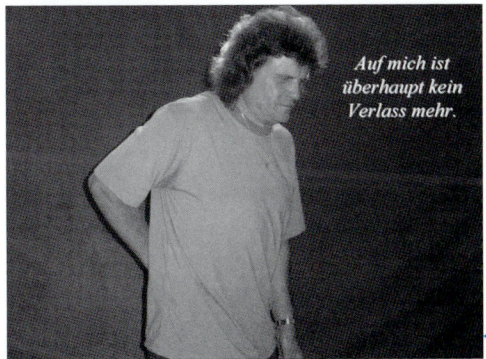

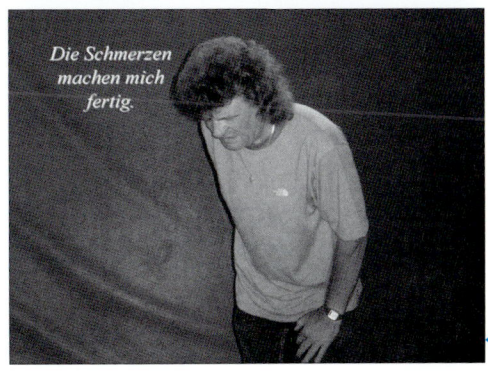

Modul ACS 3: Aktive Coping-Strategien

Einstellung und Verhalten	
Ziel I.b: Aufbau aktiver Coping-Strategien für den Umgang mit Rückenschmerz	

Aktive Coping-Strategien – Modul ACS 3	
Modulziel	Beeinflussung des Risikofaktors „Katastrophisieren"
Inhalt	Informationen zur Bewertung und Beeinflussbarkeit von Schmerz: • Schmerzwahrnehmung ist von den subjektiven Bewertungen der Umstände, in denen der Schmerz auftritt, abhängig; hier: die Situation wird als „einschränkend" bewertet (Konsequenzen). • Schmerzwahrnehmung geht mit starken Gefühlen einher. • Schmerzwahrnehmung ist aktiv beeinflussbar.
Methode	Wissensvermittlung durch den Kursleiter über „Gedankenlawine"
Hinweise zur Durchführung	• Einführung in das Thema, z.B. „Ständig – bewusst oder unbewusst – führen wir ein inneres Zwiegespräch mit uns selbst; wir tadeln uns, wenn wir einen Fehler gemacht haben, wir ermuntern uns zu etwas oder wir loben uns für unsere Leistungen. Auch wenn wir Schmerzen haben, gehen uns bestimmte Gedanken durch den Kopf, andere, als wenn es uns gut geht; bei manchen Schmerzen, vor allem solchen, die wir kennen, die etwas Gewohntes sind, machen wir uns nicht allzu viel Gedanken; anders bei besonders intensiven oder unerwarteten Schmerzen; da fangen wir an, uns mit den Schmerzen ganz besonders stark auseinanderzusetzen; wir machen uns vielleicht Gedanken, woher die Schmerzen plötzlich kommen oder warum sie jetzt gerade stärker werden; wie wir mit ihnen umgehen können, oder vielleicht welche Folgen die Schmerzen noch haben werden; vielleicht kennen Sie das, wenn Sie irgendetwas bedrückt oder Sie Schmerzen haben und Sie nachts wach im Bett liegen … dann überrollt uns die Gedankenlawine". • Folie auflegen und Kopien verteilen • Fragen an die Gruppe, z.B.: Was haben Sie schon Ähnliches selbst erlebt oder kennen das bei anderen? Was heißt das für das Erleben von Rückenschmerz? Wie kann man damit anders umgehen? etc. • Sammlung von Teilnehmermeinungen, ggf. schriftliche Sammlung auf Flipchart oder Folie • Gesprächsführung in Richtung „aktives Umgehen mit Schmerz" → Botschaft: Die Wahrnehmung von Schmerz ist subjektiv, ist an die Bewertung der Umstände gebunden (je unsicherer die Konsequenzen, desto schmerzhafter) und aktiv beeinflussbar
Dauer	Ca. 10–25 min
Medien	**MACS 3:** Folie „Gedankenlawine" **MACS 6:** „Stresskreis" [Basler, Kröner-Herwig 1998, S. 169]
Verknüpfung	Alle ACS und ST-Module

Modul ACS 4: Aktive Coping-Strategien

Einstellung und Verhalten	
Ziel I.b: Aufbau aktiver Coping-Strategien für den Umgang mit Rückenschmerz	

Aktive Coping-Strategien – Modul ACS 4	
Modulziel	Beeinflussung des Risikofaktors „Angst, Rumination, Katastrophisieren"
Inhalt	Informationen zur Bewertung und Beeinflussbarkeit von Schmerz: • Schmerzwahrnehmung ist von den subjektiven Bewertungen der Umstände, in denen der Schmerz auftritt, abhängig; hier: die Situation wird als „selbstwertbedrohlich und mit negativen Konsequenzen" empfunden (Konsequenzen). • Schmerzwahrnehmung geht mit starken Gefühlen einher. • Schmerzwahrnehmung ist aktiv beeinflussbar.
Methode	Metaphorische Geschichte, die ein erlebnisorientiertes Nachvollziehen und Verstehen fördert.
Hinweise zur Durchführung	• Einführung in das Thema, z.B. „Bei manchen Schmerzen, vor allem solchen, die wir kennen, die etwas Gewohntes sind, machen wir uns nicht allzu viel Gedanken; anders bei besonders intensiven oder unerwarteten Schmerzen; da fangen wir an, uns mit den Schmerzen ganz besonders stark auseinanderzusetzen; wir machen uns vielleicht Gedanken, woher die Schmerzen plötzlich kommen oder warum sie jetzt gerade stärker werden; wenn sie länger andauern, was das bedeutet und ob wir das Richtige tun … Hören Sie dazu die folgende Geschichte …": • Die metaphorische Geschichte „Ist auch alles getan worden?" [Broome, Jellicoe 1989] im Erzählstil vortragen • Fragen an die Gruppe, z.B.: Was haben Sie schon Ähnliches selbst erlebt oder kennen das bei anderen? Was heißt das für das Erleben von Rückenschmerz? Wie kann damit anders umgegangen werden? etc. • Sammlung von Teilnehmermeinungen, ggf. schriftliche Sammlung auf Flipchart oder Folie • Gesprächsführung in Richtung „aktives Umgehen mit Schmerz" → Botschaft: Die Wahrnehmung von Schmerz ist subjektiv, sie ist an die Bewertung der vorgestellten Konsequenzen gebunden (je unsicherer die Konsequenzen, desto schmerzhafter) und ist aktiv beeinflussbar; Gefühle wie Unsicherheit und Angst sind ganz normal.
Dauer	Ca. 10–15 min
Medien	**MACS 4:** Metaphorische Geschichte „Ist auch alles getan worden?" [Broome, Jellicoe 1989]
Verknüpfung	Alle R- und ST-Module

Modul ACS 5: Aktive Coping-Strategien

Einstellung und Verhalten	
Ziel I.b: Aufbau aktiver Coping-Strategien für den Umgang mit Rückenschmerz	

Aktive Coping-Strategien – Modul ACS 5	
Modulziel	Beeinflussung des Risikofaktors „Furchtvermeidungsdenken"; Stärkung der Selbstwirksamkeit; Lernen, Ziele zu setzen.
Inhalt	Übungsformen zur Aufmerksamkeitslenkung auf Selbstwirksamkeit
Methode	Selbstwirksamkeitstraining
Hinweise zur Durchführung	• Einführung in das Thema, z.B. „Was unterscheidet Wunsch und Wille?"; Meinungen der Teilnehmer sammeln; „Wünsche sind wie Traumschlösser, sie haben mit unseren Bedürfnissen zu tun, ob sie tatsächlich umzusetzen sind, interessiert dabei erst einmal nicht so sehr; meist sind sie aber so realitätsfern (die gute Fee) oder nicht von uns beeinflussbar (Lottogewinn), dass wir uns gar nicht bemühen oder nicht wissen, wie wir das anstellen sollen, uns den Traum zu erfüllen. Dagegen ist der Wille das tatsächliche Bestreben, ein Ziel zu erreichen; dann strenge ich mich an, auch weil ich vielleicht die Überzeugung habe, dass ich das Ziel erreiche, dass ich es schaffe, wenn ich mich jetzt anstrenge. Ein gutes Beispiel, wie man gut Wunsch und Wille verwechseln kann, ist der ‚Mexikanische Schütze'; Cartoon (s. nachfolgend und auf CD) zeigen; der ‚Mexikanische Schütze' will einmal mehr seine Schuss-Stärke unter Beweis stellen und überprüfen; er sucht sich ein Scheunentor aus und schießt auf die Wand; danach malt er um das Schussloch eine Zielscheibe herum …" (Der garantierte Erfolg! … Ich weiß aber nichts über mein tatsächliches Können …) • a) Bewegungsübung aus dem Bereich Kraft vorstellen (Partnerübung); ausführen lassen, Partner zählt die Wiederholungen; b) weitere Bewegungsübung aus dem Bereich Kraft vorstellen (Partnerübung); dem Partner die zu erreichende Anzahl vorher ansagen (Prognose); ausführen lassen, Partner zählt die Wiederholungen. • Fragen an die Gruppe, z.B.: War es einfach, eine Prognose abzugeben? Wie sind Sie zur Prognose gekommen? War die Prognose realistisch, vorsichtig, mutig oder übertrieben? Welche Unterschiede gab es zwischen der 1. und 2. Übung? etc. • Sammlung von Teilnehmermeinungen, ggf. schriftliche Sammlung auf Flipchart oder Folie • Gesprächsführung in Richtung „Selbstwirksamkeit" → Botschaft: Durch das Setzen von optimistisch-realistischen Zielen erfahre ich, was ich leisten und lernen kann.
Dauer	Ca. 20–25 min
Medien	**MACS 5:** „Mexikanischer Schütze"
Verknüpfung	Alle R- und ST-Module

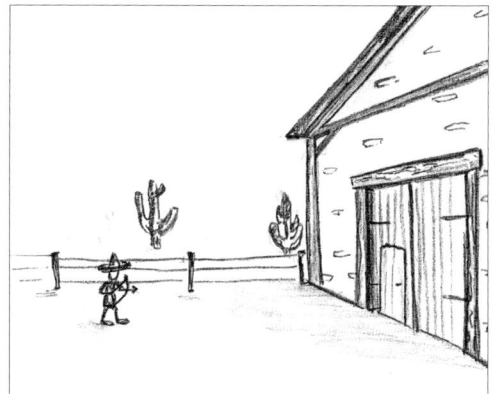
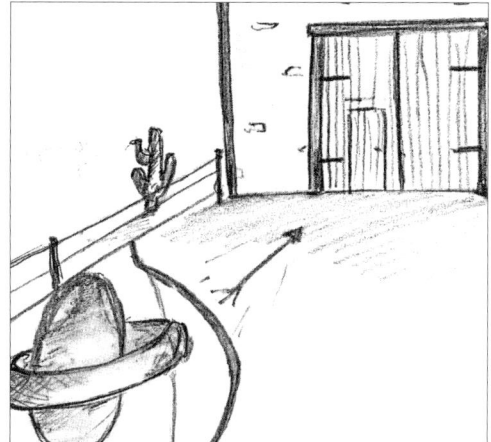
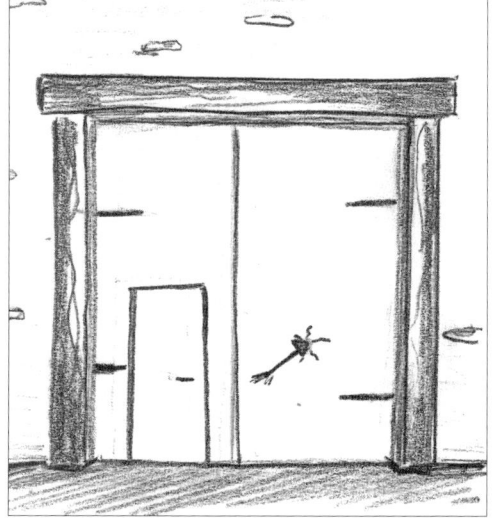
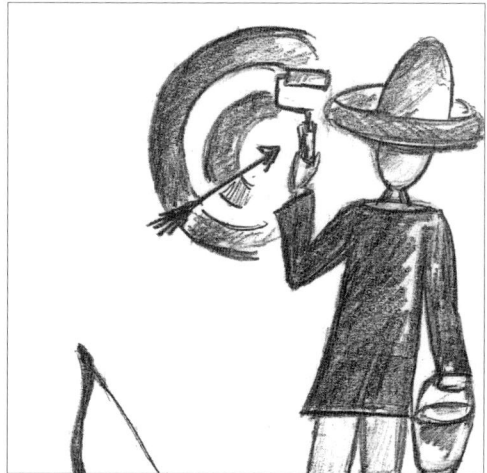

Modul ACS 6: Aktive Coping-Strategien

Einstellung und Verhalten	
Ziel I.b: Aufbau aktiver Coping-Strategien für den Umgang mit Rückenschmerz	

Aktive Coping-Strategien – Modul ACS 6	
Modulziel	Beeinflussung des Risikofaktors „Stress" und des passiven Coping
Inhalt	Informationen zu: • Eigenverantwortung im Bereich Erholung/Genuss • Bewegung als Genuss
Methode	Wissensvermittlung durch den Kursleiter, Wahrnehmungsübung
Hinweise zur Durchführung	• Einführung in das Thema, z.B. „Was ist die beste Medizin?"; Meinungen der Teilnehmer sammeln (weiterführende Fragen: Welche Medizin ist alltäglich? Welche Medizin gibt es nicht in der Apotheke? Wie sorge ich für mich? Was tue ich für mich, damit es mir gut geht, damit ich gesund bleibe oder bin?); „Hier geht es darum, dass auch Genießen gelernt sein will; das lernen wir leider nicht in der Schule, es gibt auch keinen Genussführerschein; denken Sie an Genuss-Spezialisten, Wein- und Teekenner, Musikliebhaber, Feinschmecker. Durch jahrelanges Lernen und durch Erfahrung haben sie gelernt zu genießen; also: Genießen will gelernt sein …" • Frage an die Gruppe: Was habe ich in den letzten Tagen Angenehmes erlebt? • Sammlung von Teilnehmermeinungen, ggf. schriftliche Sammlung auf Flipchart oder Folie → Botschaft: Auch kleine Dinge machen den Alltag angenehm, man muss ihnen allerdings Zeit und Aufmerksamkeit schenken. • Erläuterung der Genussprinzipien „Genuss – eine gute Medizin", Folie auflegen und verteilen • Unterbrechung durch aktivierende und motivierende Bewegungspausen oder Entspannungsübungen, jeweils nach den Bewegungspausen kurze Rückfrage nach den erzeugten Körperempfindungen (Verbalisierung durch die Teilnehmer), Wahrnehmungslenkung auf positive Empfindungen und Genuss (s. Übungsformen in den Modulen EKA 1–EKA 5) • Frage an die Gruppe zum Thema: „Bewegung als Genuss – Genuss als Bewegung", Folie auflegen und verteilen: Geht das? Welche Bewegungen tun gut? Wie fühle ich mich dabei? Wie fühle ich mich danach? Wie muss ich Bewegung und Sport treiben, damit ich mich wohl fühle? Woran merke ich, dass ich mich wohl fühle? • Sammlung von Teilnehmermeinungen, ggf. schriftliche Sammlung auf Flipchart oder Folie
Dauer	Ca. 15–35 min
Medien	**MACS 6:** „Genussprinzipien", „Stresskreis", „Genuss – eine gute Medizin" [Basler, Kröner-Herwig 1998], „Bewegung als Genuss – Genuss als Bewegung"
Verknüpfung	Alle R- und ST-Module

Modul ACS 7: Aktive Coping-Strategien

Einstellung und Verhalten	
Ziel I.b: Aufbau aktiver Coping-Strategien für den Umgang mit Rückenschmerz	

Aktive Coping-Strategien – Modul ACS 7	
Modulziel	Erarbeitung von Verhaltensweisen im Umgang mit Rückfällen (rezidivierende Schmerzen)
Inhalt	Wiederholung von Informationen zur Bewertung und Beeinflussbarkeit von Schmerz: • Schmerzwahrnehmung ist von subjektiven Bewertungen der Umstände, in denen der Schmerz auftritt, abhängig; hier „Umgang mit Rückfällen/wiederkehrenden Schmerzen". • Negative und positive Gedanken bei Schmerz • Schmerzwahrnehmung geht mit starken Gefühlen einher. • Schmerzwahrnehmung ist aktiv beeinflussbar.
Methode	Gruppengespräche und Wissensvermittlung durch den Kursleiter
Hinweise zur Durchführung	Einführung in das Thema, z.B. „Bei Rückfällen und unerwarteten Schmerzen fangen wir an, uns mit den Schmerzen besonders stark auseinanderzusetzen. Wir machen uns Gedanken, woher die Schmerzen plötzlich kommen oder warum sie jetzt gerade stärker werden; wie wir mit ihnen umgehen können, oder vielleicht welche Folgen die Schmerzen haben werden". • Gesprächsführung in Richtung „Rückfälle werden sich nicht völlig verhindern lassen, die entscheidende Frage ist daher: Wie überwinde ich Rückfälle möglichst gut? Was sollte ich bei Krisen und Rückfällen ganz konkret machen?" • Gruppengespräch: „Welche Gedanken und Gefühle können auftreten, wenn Schmerzen plötzlich wieder da sind? Welche Gedanken sind hilfreich, welche hinderlich? Welche Gedanken und Verhaltensweisen können helfen, mit dem Schmerz gut umzugehen?" • Wiederholung zu negativen und positiven Gedanken bei Schmerz (ACS 3) und zur Schmerzbewertung (ACS 1, ACS 4) • Wiederholung zu erfolgreichen Strategien im Umgang mit Schmerzen: Auswahl und Konzentration auf bekannte und erfolgreiche Strategien (z.B. Selbstbestimmung, Eigenaktivität; regelmäßige Bewegung; Sport; alltägliche Beschäftigungen aufrechterhalten; Ablenken; Entspannungstraining, soziale Aktivitäten pflegen; gutes zwischenmenschliches soziales Netz; Zugehörigkeit, Bindung; Hobby; kreative Talente entwickeln; positives/konstruktives Denken; Genusstraining; Zielsetzungen, Arbeitsplatzzufriedenheit; schnelle Rückkehr an den Arbeitsplatz, Stressbewältigungskompetenz etc.)
Dauer	Ca. 20–25 min
Medien	• Flipchart zum Sammeln der genannten Bewältigungsstrategien • Verhalten bei Schmerz **(MACS 7)** • Positive und negative Gedanken **(MACS 2)** • Gedankenlawine **(MACS 3)**
Verknüpfung	Alle ACS-Module; ST 3–ST 5

Modul E 1: Psychische Belastung/Entspannung

Einstellung und Verhalten	
Ziel I.c: Reduktion psychischer Belastungen/Entspannung	

Psychische Belastung/Entspannung – Modul E 1	
Modulziel	Stimmungsmanagement durch körperliche Aktivität; Vermittlung von einfachen Entspannungsmöglichkeiten; Aufbau von Hintergrundwissen
Inhalt	• Rhythmische Bewegungsformen (ggf. zur Musik), ausdauerorientierte Fitnessaktivitäten, Spielformen zum Stimmungsmanagement durch körperliche Aktivität • Anwendung einfacher Entspannungsverfahren (z.B. Fantasiereisen, Igelballmassage, Schüttelungen/Klopfungen etc.) • Einfache Formen der progressiven Muskelentspannung (Kurzformen)
Methode	Erprobung der verschiedenen Möglichkeiten, Wissensvermittlung durch den Kursleiter

Hinweise zur Durchführung	(TN = Teilnehmer, KL = der/die Kursleiter/in)
	• Positive Effekte auf Stimmung und Wohlbefinden ergeben sich insgesamt aus der Gestaltung der Kursstunden. Dabei können positive Stimmungen durch verschiedene Aktivitäten verstärkt werden. Dazu gehören: Fitnessaktivitäten (Gymnastik zur Musik, Aerobic, Laufen etc.), Spielformen, bewusste Selbstwirksamkeitserfahrungen bei Bewegung, als anspruchsvoll erlebte, aber nicht überfordernde Übungsformen, einfache Formen der Entspannung etc. [vgl. Brehm 1998; Brehm et al. 2002]
	• „Stimmungen" sind die „kleinen" Gefühlslagen wie gute Laune, Ruhe, Entspanntheit, Erregtheit, Deprimiertheit oder Ärger, die das aktuelle emotionale Befinden beeinflussen. Diese Stimmungen können durch bestimmte Situationen oder durch Selbstregulation beeinflusst werden. Dabei werden 2 Strategien unterschieden:
	  – Wiederherstellungsstrategie – Befindenszustände werden gestärkt; körperliche Aktivität, die auf die Stärkung physischer Gesundheitsressourcen zielt, kann sehr wesentlich zur Stärkung positiver Befindenszustände beitragen bzw. negative Befindenszustände abschwächen.
	  – Ablenkungsstrategie – Störung des aktuellen Stimmungszustandes mit anschließender Wiederherstellung; durch körperliche Aktivität kann die Erregtheit und Aktiviertheit gesteigert werden (Aufbau von Spannung), um diese dann wieder abklingen zu lassen.
	• Nutzen Sie diese Erkenntnisse durch die Wahl der Übungs- und Spielformen aus. Gehen Sie auf Stimmungslagen ein, wenn Sie diese erkennen, fragen Sie ggf. ihre TN. Knüpfen Sie die Verbindung zu den entsprechenden Teilzielen. Lernen Sie, durch Beobachtung und Reflexion ganz spezifisch auf „Ihre Gruppe" einzugehen. Sorgen Sie für eine angenehme Gruppenatmosphäre. Seien Sie sich bewusst, dass Sie als KL sehr wesentlich zur „guten Stimmung" beitragen! [vgl. ausführlich Brehm 1998]
	• Für den letzten Teil der Kursstunde (Stundenausklang) eignet sich die Durchführung von einfachen Formen der Entspannung. Die Nutzung solcher Übungsformen kann einerseits mit dem Ziel erfolgen, den Abschluss der Stunde angenehm und ruhig zu gestalten, auch um das vorher aufgebaute psychophysische Erregungsniveau zu senken. Hier eignen sich „naive" Entspannungstechniken wie Fantasiereisen (Vorlesen einer Geschichte, Igelballmassagen etc., vgl. Modul W 4). Die Nutzung von Entspan-

Modul E 1: Fortsetzung

Hinweise zur Durchführung	nungsformen kann aber auch dazu dienen, die Teilnehmer mit verschiedenen Formen der Entspannung bekannt zu machen und zu verdeutlichen, dass solche Verfahren erlernbar sind und einer Verbesserung der Stressbewältigung dienen können. Hier eignet sich u.a. eine Kurzform der progressiven Muskelentspannung, z.B. beschränkt auf die Durchführung der An- und Entspannungsübungen mit den oberen Extremitäten. • Entsprechend können die möglichen Wirkungen der Entspannung vom Kursleiter verdeutlicht werden. → Modul EK 3
Dauer	Ca. 10–30 min
Medien	• Musik, Geschichten mit Fantasiereisen [z.B. Müller 1995; 2002; 2005] • **ME 1, ME 2**
Verknüpfung	W 1–W 4, EK 3, alle ACS-Module

Modul EKA 1: Einstellung zu körperlicher Aktivität

Einstellung und Verhalten	
Ziel I.d: Positivierung der Einstellung zu körperlicher Aktivität in Bezug auf das Angstvermeidungsverhalten	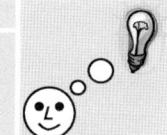

Einstellung zu körperlicher Aktivität – Modul EKA 1	
Modulziel	Vermittlung von positiven und freudvollen Bewegungserlebnissen
Inhalt	Erlebnis- und freudbetonte Spiel- und Übungsformen
Methode	Durchführung von Spiel- und Übungsformen mit der Gruppe, Vermittlung positiver Bewegungserfahrungen, Wahrnehmungslenkung
Hinweise zur Durchführung	Zur Beeinflussung des Angstvermeidungsverhaltens ist neben der Vermittlung von Hintergrundwissen zum Rückenschmerz (Module ST 1–ST 8) auch die direkte Vermittlung positiver Bewegungserfahrungen notwendig. Dies ist gerade dann von Bedeutung, wenn der Glaube vorherrscht, dass körperliche Aktivität und Bewegung zu Rückenschmerzen führen und deshalb – auch mit der Folge der Dekonditionierung – vermieden werden. Die Wissensvermittlung sollte daher unterstützt werden durch die Sammlung positiver Bewegungserfahrungen mit z.B.: • adäquaten Bewegungsspielen → Modul EKA 2–EKA 4 • Übungsformen mit Erlebnischarakter → Modul EKA 2–EKA 4 • rhythmischen Aktivitäten zur Musik • zielgruppenspezifischen gymnastischen Übungsformen (motorisch anspruchsvoll, aber nicht überfordernd) bzw. Hinführung zu selbst gesteuerter Funktionsgymnastik → Modul BK 1 • selbst gesteuertem Ausdauertraining → Modul BK 2 • Übungsformen zur Körperwahrnehmung; Bewegungsformen zur bewussten Wahrnehmung von Körperspannungen/muskulärer Stabilisation → Modul EKA 3
Dauer	Ca. 5–35 min
Medien	Kleingeräte
Verknüpfung	Module EKA 2–EKA 5, alle BK-Module, alle ST-Module

Modul Stabi 1: Aktive Stabilisation

Einstellung und Verhalten	
Ziel I.e: Aktive Stabilisation und Reduktion von physischen Beanspruchungen des Rückens bei belastenden Bewegungen und Haltungen	

Aktive Stabilisation – Modul Stabi 1	
Modulziel	Vermittlung von Muskelaktivierungsstrategien zur aktiven Stabilisation der Wirbelsäule
Inhalt	Übungsformen zum Spannungsaufbau der Muskulatur, Übungsformen zum Erlernen der Aktivierung von M. transversus abdominis, quadratus lumborum etc. bzw. Bauchwandspannung [McGill 2001; Richardson et al. 1999]
Methode	Verbale Anweisungen und Demonstration durch den Kursleiter, Eigenrealisation der Teilnehmer unter Anleitung/Korrektur, taktile Hilfen, Wahrnehmungslenkung durch Verbalisierung und Kontrasterfahrungen etc.
Übungs-formen S 1a	**Isolierte Anspannung des M. transversus abdominis** 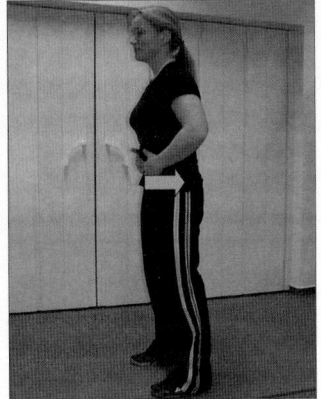 *Ziel:* Schwerpunkt ist das Erlernen einer moderaten isolierten Muskelspannung unabhängig von der Kontraktion anderer Rumpfmuskeln. Diese Spannung dient dann als „Grundspannung" bei allen funktionsgymnastischen Übungsformen, bei Bewegungen der Extremitäten unter Last, bei Alltagsbewegungen wie Bücken, Heben, Tragen etc. *Hinweise zur Durchführung:* Das Erlernen der Muskelkontraktion ist nicht leicht. Es erfordert eine angemessene Wahrnehmungslenkung auf die vordere untere Bauchwand und setzt ein gewisses Maß an Körperwahrnehmung voraus. Wahrnehmungslenkung kann über zielgerichtete verbale Instruktionen, taktile Hilfen, Übungsvariationen und Kontrastierungen gegeben werden. Die Übungsvermittlung erfordert für die verschiedenen Kursteilnehmer ggf. kreative Variationen in der Art der Instruktion, z.B.: *Im Stand:* • Ziehen Sie langsam Ihren unteren Bauch ein, weg von Ihrem Hosenbund. • Ziehen Sie Ihren Bauchnabel in Richtung Ihrer Wirbelsäule. • Ziehen Sie Ihren Bauch unterhalb Ihres Bauchnabels ein. Machen Sie dort Ihren Bauch flach. • Legen Sie die Hände unterhalb des Nabels auf den Bauch. Entspannen Sie Ihren Bauch dort und versuchen Sie ihn an die Hände abzugeben (Kontrastieren). Der Bauch „fällt" in Ihre Hände. Spannen Sie dann Ihren Bauch unterhalb des Nabels in die entgegengesetzte Richtung an. • Legen Sie die Hände unterhalb des Nabels auf den Bauch, bewegen Sie Ihren Bauch von den Händen weg. • Lassen Sie dabei alle anderen Rumpfmuskeln locker. Tasten Sie ggf. Ihre seitlichen oder oberen Bauchmuskeln und prüfen, dass diese sich nicht mitbewegen.

Modul Stabi 1: Fortsetzung

S 1b, c   *Im Vierfüßlerstand:*

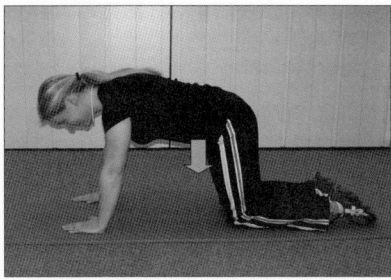 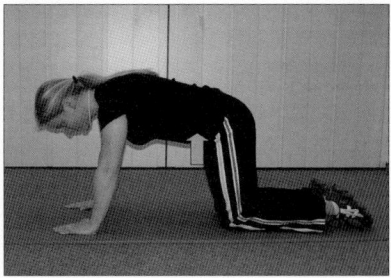

- Lassen Sie den Bauch hängen, spüren Sie das Gewicht Ihres Bauches (Kontrastieren!). Ziehen Sie dann unterhalb Ihres Nabels den Bauch ein, um das Gewicht zu unterstützen.

S 1d   *In Bauchlage:*

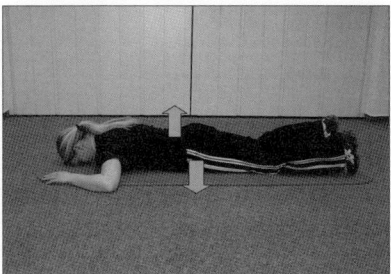

- Lassen Sie den Bauch unterhalb des Nabels auf den Boden sinken (Kontrastieren), ziehen Sie ihn dann – aber nur unterhalb des Nabels – aktiv vom Boden weg.

S 2   **Kombinierte Anspannung aller Rumpfstabilisatoren (Muskelkorsett)**

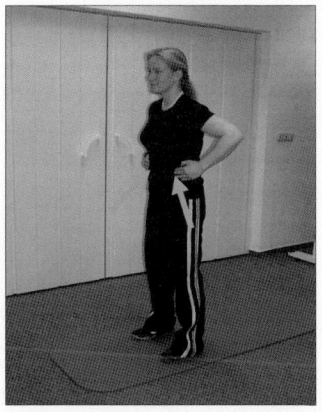

Ziel:
Erlernen der gemeinsamen Muskelkontraktion der äußeren und inneren Bauch- bzw. Rumpfmuskulatur zur Erzeugung einer aktiven Korsettfunktion der Muskulatur. Diese Spannung dient dann als „Schutzspannung" bei Belastungen der Wirbelsäule durch Alltagsbewegungen wie Bücken, Heben, Tragen, sportlichen Bewegungen etc.
Hinweise zur Durchführung:
Das Erlernen der „Korsettspannung" erfordert eine gezielte Wahrnehmungslenkung auf die verschiedenen Muskelgruppen, es setzt ein gewisses Maß an Körperwahrnehmung voraus. Wahrnehmungslenkung kann über zielgerichtete verbale Instruktionen, taktile Hilfen, Übungsvariationen und Kontrastierungen gegeben werden. Die Übungsvermittlung erfordert für die verschiedenen Kursteilnehmer ggf. kreative Variationen in der Art der Instruktion, z.B.:

- Spannen Sie die vorderen Bauchmuskeln an, tasten Sie mit den Händen, wie die Muskeln sich spannen. Spannen Sie zusätzlich die seitlichen Bauchmuskeln an, tasten Sie ...

Modul Stabi 1: Fortsetzung

S 2	• Spannen Sie die vordere und seitliche Bauchwand und lassen Sie diese anschließend bewusst ganz locker. Wiederholen Sie dies rhythmisch in unterschiedlichem Tempo. • Partnerübung: Spannung aufbauen gegen Destabilisierungsreize: Ein Partner spannt die Bauchwandmuskulatur an, der andere Partner setzt durch leichten Druck an Schulter, Brustkorb, Rücken etc. vorsichtig destabilisierende Reize. • Sitzen auf dem Gymnastikball – Aufbau von Stabilität durch Spannung der Bauchwandmuskulatur
S 3–S 7	**Wirbelsäulenstabilisation unter erweiterten Bedingungen** *Ziel:* Mit den nachfolgenden Übungsformen soll die Nutzung der aktiven Wirbelsäulenstabilisation mit den in S 1 und S 2 erlernten Strategien bewusst gemacht, geübt und automatisiert werden. Ziel ist es, bei allen nachfolgenden Übungsvariationen mit einer moderaten Grundspannung des M. transversus abdominis (S 1) und bei stärkeren destabilisierenden Reizen oder der Bewältigung größerer Lasten zusätzlich mit aktiver Muskelkorsage (Bauchwandspannung) zu agieren (siehe Stabi 2). Bei allen Übungsformen gilt es, die muskuläre Spannung bei der Korrektur destabilisierender Reize oder der Bewältigung von peripher angreifenden Lasten aufzubauen und zu halten. Dabei folgt die Variation der Übungsformen den üblichen Prinzipien (vom Bekannten zum Unbekannten, vom Leichten zum Schweren, vom Einfachen zum Komplexen). Bei allen Übungsformen muss eine bewusste Übungsausführung im Vordergrund stehen, die über verbale Hinweise des Kursleiters, Verbalisierungen durch die Teilnehmer, taktile Hilfen und Kontrasterfahrungen vermittelt werden kann.
S 3	**Wirbelsäulenstabilisation mit Gymnastikball, z.B.** • Anheben und Tragen großer Gymnastikbälle • Zuwerfen kleiner und großer Gymnastikbälle mit Aufprellen, Zuwerfen ohne Aufprellen
S 4	**Wirbelsäulenstabilisation mit Partnerübungen, z.B.** • Destabilisierungsreize durch leichten Druckaufbau an Schulter, Hüfte, Rücken, Brust des Partners im Stand • dito, mit geschlossenen Augen • dito, auf einem Bein • dito, Stand auf weicher Unterlage etc. • dito, bei den funktionsgymnastischen Stabilisationsübungen (Seitstütz, Bridging, Vierfüßlerstand)

S 5	**Wirbelsäulenstabilisation mit Theraband, z.B.**
	• Verschiedene Übungsformen der oberen Extremitäten bei aktiver Rumpfstabilisation
	  – Außen-/Innenrotation, Extension/Flexion, Ab-/Adduktion, Überkreuzzüge, Butterfly Reverse, Latissimusziehen etc.
	  – Einseitig, beidseitig
	• Verschiedene Übungsformen der unteren Extremitäten bei aktiver Rumpfstabilisation
	  – Extension/Flexion und Ab-/Adduktion im Hüftgelenk

Modul Stabi 1: Fortsetzung

S 5	**Beispiel:**

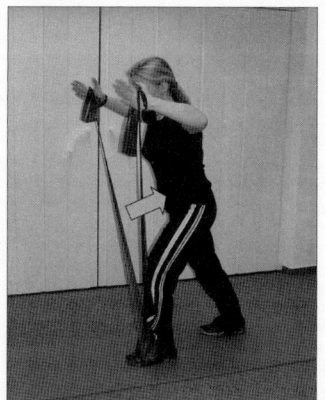

- Stellen Sie sich in Schrittstellung. Das Theraband fixieren Sie mit dem vorderen Fuß. Umfassen Sie je ein Ende des Therabandes mit einer Hand. Die Arme befinden sich zunächst in Kopfhöhe, schulterbreit auseinander. Ziehen Sie nun die Arme langsam nach hinten oben, dann zurück in die Ausgangsposition. Dabei spannen Sie sowohl die Bauch als auch die Rückenmuskulatur an!

S 6

Wirbelsäulenstabilisation auf instabilen Ebenen – sensomotorisches Üben und Trainieren

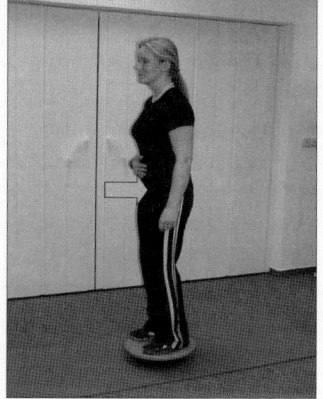

- Stabilisationsübungen auf Gymnastikmatte, Therapiekreisel, Wackel- und Schaukelbretter etc.
- Beidbeiniges Üben → einbeiniges Üben
- Zusatzaufgaben, z.B.: Ball fangen und werfen, Theraband
- Komplexaufgaben: z.B. treppab steigen auf Weichbodenmatte → Stabilisieren → Ball fangen

S 7

Übertragung der muskulären Stabilisation auf Alltagsbewegungen, z.B.
- Treppab steigen
- Aussteigen aus dem Auto
- Bus bzw. Straßenbahn fahren
- Aufstehen und hinsetzen

Dauer	Je nach Übungsauswahl 5–30 min
Medien	• **MST 17–MST 21** • Teilnehmerkarte mit Hinweisen zur Stabilisation bei Alltagsbewegungen: MST 20, MST 21 • Teilnehmerkarte mit Darstellungen der Übungsformen
Verknüpfung	BK 1 und BK 2, SK 1 u.a.

Modul Stabi 2: Aktive Stabilisation

Einstellung und Verhalten	
Ziel I.e: Aktive Stabilisation und Reduktion von physischen Beanspruchungen des Rückens bei belastenden Bewegungen und Haltungen	

Aktive Stabilisation – Modul Stabi 2	
Modulziel	Vermittlung von Muskelaktivierungsstrategien zur aktiven Stabilisation der Wirbelsäule → Erlernen der Aktivierung der wirbelsäulenstabilisierenden Muskulatur bei Alltagsbewegungen
Inhalt	Übungsformen zu Alltagsbewegungen wie Bücken/Heben/Tragen, Sitzen etc.
Methode	Verbale Anweisungen und Demonstration durch den Kursleiter, Eigenrealisation der Teilnehmer unter Anleitung/Korrektur, taktile Hilfen, Wahrnehmungslenkung durch Verbalisierung und Kontrasterfahrungen etc.
Allg. Hinweise zur Durchführung	Im Rahmen dieses Moduls sollen rückenfreundliche Haltungs- und Bewegungstechniken vermittelt werden. Als Alltagsbewegungen sind die für Rückenschulen üblichen Formen des Bücken/Heben/Tragens, Hinsetzen/Sitzen/Aufstehens, Stehens und ggf. Liegens gemeint. Die Ausführung dieser Bewegungsformen wird hier nicht erneut erläutert, sie sind aus den vielfältigen Quellen zum Thema Rückenschule bestens bekannt [z.B. Kempf 1999]. Vor dem Hintergrund der aktuellen Erkenntnisse zum Rückenschmerz [Waddel 1998; Nachemson, Jonsson 2000], der Bedeutung körperlicher Belastungen sowie körperlicher Aktivität [Vuori 2001; Linton, van Tulder 2001] und den Risikofaktoren seiner Chronifizierung [Lührmann 2005] wird deutlich, dass die Bedeutung von „richtiger" bzw. „falscher" Bewegungsausführung in der Vergangenheit überbewertet wurde. Gerade solche Hinweise, die darauf hindeuten, dass Bewegungen „falsch" ausgeführt werden können, sind als Vermeidungsstrategien zu bewerten. Anstatt negative Befürchtungen abzubauen, unterstützen sie diese und verstärken damit die Vermeidung solcher Bewegungen. Vor diesem Hintergrund gelten für die Besprechung und Einübung von wirbelsäulenfreundlichen Bewegungs- und Haltungstechniken folgende Grundsätze [vgl. McGill, Norman 1993]: • Es gibt keine wirklich „falschen" Bewegungen oder Haltungen der Wirbelsäule, höchstens günstige und ungünstige. • Aktive Muskelspannung und muskuläre Kontrolle bieten den besten Schutz der Wirbelsäule, egal bei welcher Bewegung oder Haltung; schon die leichte Anspannung von Unterbauch und Bauchwand hält die Wirbelsäule stabil. • Wesentlich ist die bewusste Stabilisation vor der Belastung!

Modul Stabi 2: Fortsetzung

Übungs-formen **S 8a, b**	**Bücken, Heben, Tragen, Schieben, Ziehen etc.** *Hinweise zur Durchführung:* Besprechen und Einüben der aus der Literatur bekannten Bewegungstechniken unter Beachtung o.g. Grundsätze, z.B.: 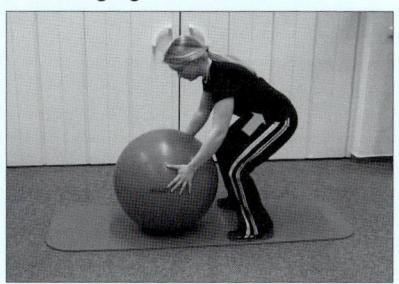 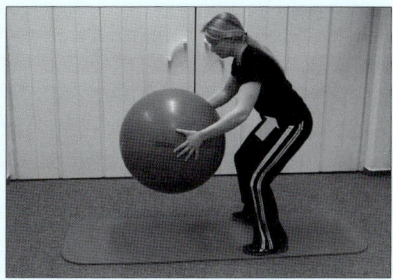 • Stellen Sie sich hinter den Ball, wobei die Beine etwas mehr als schulterbreit auseinander stehen, spannen Sie die Bauch- und Rückenmuskulatur an. Heben Sie nun den Ball vom Boden ab. • Heben Sie den Ball unter Spannung von Bauch- und Rückenmuskulatur auch aus ungünstigen Positionen an (seitlich, aus Rotation etc.)
S 9	**Hinsetzen, Sitzen, Aufstehen** *Hinweise zur Durchführung:* Besprechen und Einüben der Bewegungsformen unter Beachtung o.g. Grundsätze
S 10	**Stehen, Gehen, Laufen** *Hinweise zur Durchführung:* Besprechen und Einüben der Bewegungsformen unter Beachtung o.g. Grundsätze
Dauer	Ca. 10–30 min
Medien	• Teilnehmerkarten mit Abbildungen günstiger Bewegungsformen • Hinweise auf die Muskelspannung (Pfeile, farbige Markierungen o.Ä.)
Verknüpfung	Stabi 1, BK 1 und BK 2, SK 1

Modul Stabi 3: Aktive Stabilisation

Einstellung und Verhalten	
Ziel I.e: Aktive Stabilisation und Reduktion von physischen Beanspruchungen des Rückens bei belastenden Bewegungen und Haltungen	

Aktive Stabilisation – Modul Stabi 3	
Modulziel	Übertragung der vermittelten aktiven Stabilisationsstrategien auf typische belastende Bewegungen am Arbeitsplatz
Inhalt	Bewegungsformen, wie sie an körperlich belastenden Arbeitsplätzen auftreten
Methode	Gruppengespräch, verbale Anweisungen und Demonstration durch den Kursleiter, Eigenrealisation der Teilnehmer, Wahrnehmungslenkung durch Verbalisierung und Kontrasterfahrungen etc.
Allg. Hinweise zur Durchführung	Zum Festigen der in den Modulen Stabi 1 und 2 erlernten Haltungs- und Bewegungsformen und zur Übertragung auf die individuelle Arbeitsplatzsituation eignet sich die • Modellhafte Besprechung und Durchführung von Arbeitsplatzbewegungen in der Kursstunde • Verlegung von Kursstunden an den Arbeitsplatz (z.B. bei Durchführung von Kursen in Arbeitsplatznähe) Dabei kann die Bewegungsausführung z.B. geübt werden durch • Bewegen von schweren und unhandlichen Gegenständen wie Paletten, Kisten, großen Paketen, Stangen, Rohren etc. • Entnahme und Bestückung von Gegenständen aus/in Gitterboxen • Hantieren mit Gegenständen und Werkzeug an Werkbank • Ungünstigen Körperpositionen und Haltungen (Zwangshaltungen) • Nutzung von Arbeitsgeräten wie Schaufeln, Hacken, Schubkarre etc. Die Arbeitsplatzbewegungen können bei entsprechenden organisatorischen Vorbereitungen auch als Trainingsbewegungen im Sinne des „Work Hardening" durchgeführt werden [vgl. Mayer, Gatchel 1988, Hildebrandt et al. 2003].
Dauer	Ca. 10–60 min
Medien	• Teilnehmerkarten mit Abbildungen günstiger Bewegungsformen • Hinweise auf die Muskelspannung (Pfeile, farbige Markierungen o.Ä.)
Verknüpfung	Stabi 1, Stabi 2, BK 1 und BK 2, SK 1

6.2 Module zu Zielbereich II: Hinführung zu körperlicher/ gesundheitssportlicher Aktivität

Klaus Pfeifer, Barb Heinz

Modul EKA 2: Einstellung zu körperlicher Aktivität

Hinführung zu körperlicher/gesundheitssportlicher Aktivität	
Ziel II.a: Positivierung der Einstellung zu körperlicher Aktivität	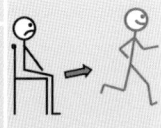

Einstellung zu körperlicher Aktivität – Modul EKA 2	
Modulziel	Ankommen und in Bewegung kommen, Freude am Miteinander und Kooperieren im gemeinsamen Spiel, Spaß an der Bewegung erleben, Abschalten und Entspannen
Inhalt	Beispielhafte Auswahl von Bewegungsspielen: • Kennenlernen • Kooperieren • Sensitive Spiele • Spiele mit Kleingeräten und Materialien
Methode	Ganzheitliche Bewegungsspiele vermitteln und anwenden, Kreativität zulassen, Variationen finden und den Bedürfnissen der Gruppe anpassen, auf eine angemessene Dosierung der Belastung achten (mittlere Intensität)
Hinweise zur Durchführung	In (kleinen) Spielen können über Bewegung vielfältige Erfahrungen gesammelt und soziale Beziehungen gestaltet werden. Insbesondere wird Bewegung freudvoll erlebt und dem natürlichen Bewegungsdrang Raum gegeben, was entscheidend zur Bindung an sportliche Aktivität beitragen kann. Häufig sind Erwachsene nicht mehr daran gewöhnt, sich in scheinbar anspruchslosen, ja vermeintlich kindischen Bewegungsaufgaben zu üben. Hier muss der KL mit viel Einfühlungsvermögen versuchen, die TN behutsam an die spielerischen Aufgaben heranzuführen und ihre Motivation zu wecken. Vor allem darf er die TN nicht zwingen. Auf der Suche nach der Wiederentdeckung eines ungezwungenen Spiels und der Fähigkeit, sich auf Ungewohntes einzulassen, ist es wichtig, dass der KL mit Überzeugung und selbstsicher die vielfältigen Spiele einsetzt und den Besonderheiten der jeweiligen Gruppe anpasst. Die nachfolgend aufgeführten Spiele sind beispielhaft zusammengestellt und nach unterschiedlichen inhaltlichen und organisatorischen Gesichtspunkten geordnet. Ihre Unterschiedlichkeit und die Variationsbreite macht sie für verschiedene Zielstellungen (Kooperieren, Freude erleben, den eigenen Körper oder die Umwelt wahrnehmen) geeignet. Sie sind vor allem für den einleitenden Teil der Kursstunden gedacht und wecken die Aufmerksamkeit, dienen dem Abschalten vom Alltag und sorgen für eine angenehme und offene Atmosphäre in der Gruppe. Ihre Auswahl richtet sich nach den vorhandenen Geräten/Materialien. Die Gruppeneinteilung sollte vielfältig erfolgen, z.B. nach eigenem Ermessen der TN oder durch verschiedene spielerische Formen [Kolb 2004]. Die Kreativität und Fantasie der TN sollte angeregt, Variationen und Abwandlungen gesucht und umgesetzt werden.

Modul EKA 2: Fortsetzung

Spielformen	
Kennenlernen	*Ziel:* Kontakt untereinander fördern, günstige Ausgangsbedingungen unterstützen (vgl. Modul A1), „das Eis brechen". Anfangs taktile Berührungen untereinander vermeiden. Fragen und beobachten Sie die TN. *Kommunikationsspiel:* Die TN gehen in einem festgelegten Raum (Gelände) durcheinander. Begegnen sie sich, begrüßen sie sich mit Handschlag. Dabei können die Namen ausgetauscht werden. Weiter kann auch die Fortbewegungsart geändert werden. *Variationen:* • Begrüßung durch Kopfnicken oder andere Gesten, mit der rechten/linken Hand, rechts/links einhaken, eine Drehung ausführen, auf die Schulter klopfen, Hände ineinander klatschen oder aneinander klatschen etc. • Nennen von Körperhöhe, Hobby etc. • Zügiges Gehen/Walken, locker laufen etc. • Mit einem TN gemeinsam durch den Raum bewegen, sich wieder trennen, sich mit mehreren TN zusammenfinden (3 oder 4), danach wieder getrennt weiterbewegen • Neues erfinden *Ähnliche Spielaufgaben:* Kletten, Ankuppeln u.a. [Kolb 2004]
Kooperieren	*Ziel:* Freude und Spaß im spielerischen Miteinander, Bewegung kreativ gestalten, miteinander Bewegungsaufgaben lösen, Zusammenhalt fördern, Barrieren abbauen *Schattenlaufen:* Ein TN bewegt sich frei im Raum. Dabei variiert er die Bewegungsrichtung, die Fortbewegungsart oder führt unterschiedliche Bewegungsaufgaben aus. Ein anderer TN folgt ihm und versucht alle Bewegungen zu imitieren. *Variationen:* • Gehen mit Variationen: vorwärts, seitwärts, rückwärts, gemütlich, schnell, gehetzt, schleichen, aufrecht, kleine Schritte, große Schritte, bewusstes Abrollen des Fußes, Wechselschritte, Laufen auch im Wechsel mit Gehen etc. • Bewegungsaufgaben wie Drehungen, gebückt gehen, bestimmte Körperposition einnehmen etc. *Gordischer Knoten:* Mehrere Personen (4–8) stehen im Kreis, jede Person hat ein Gymnastikseil. Die Enden der Gymnastikseile werden in die Mitte gehalten und jede Person fasst (ggf. mit geschlossenen Augen) mit der freien Hand das Ende eines anderen Seils, so dass alle Personen miteinander verbunden sind. Nun versucht die Gruppe den Knoten ohne Loslassen des Seils zu lösen (Drehungen, Seil über- oder untersteigen etc.). *Ähnliche Spielaufgaben:* Raumpatrouille, Ferner Schatten, Bewegungsschlange, Stabwechsel, Reifenführer u.a. [Kolb 2004]

Modul EKA 2: Fortsetzung

Sensitive Spiele	*Ziel:* Freude und Spaß am gemeinsamen Bewegen, den eigenen Körper wahrnehmen, Ganz-körperspannung aufbauen und erleben (vgl. ST, Stabi 1 und 2), gegenseitiges Vertrauen stärken *Roboterspiel:* Ein Roboter wird durch Handberührung von einem Partner durch den Raum/das Gelände geführt. Den Rücken berühren bedeutet geradeaus gehen, wird die linke oder rechte Schulter berührt, führt der Roboter entsprechend eine Vierteldrehung aus und geht in diese Richtung weiter. Anschließend werden die Aufgaben gewechselt. *Variationen:* • Ein TN führt alle Gruppenmitglieder oder 2–3 Roboter. • Der Roboter bewegt sich mit geschlossenen Augen (paarweise). • Roboter und Roboterführer sind durch einen Luftballon verbunden, dabei wird der Roboter allein durch den Druck des Roboterführers auf den Luftballon geführt. • Der Roboter wird durch akustische Signale durch den Raum geführt. *Steifer Mann:* Eine Gruppe von 6–8 Personen stellt sich mit geringem Abstand zu den Mitspielern im Kreis auf. Ein TN stellt sich in die Mitte des Kreises und macht sich ganz steif. Nun wird er von der Gruppe behutsam herumgereicht. *Variation:* • Der „steife Mann" schließt die Augen. *Anmerkung: Diese Spiele eignen sich gut zur Wahrnehmungslenkung auf die Funktion der Muskulatur. Befragt man die Teilnehmer nach ihren Wahrnehmungen als „Roboter" oder „steifer Mann", so fällt diesen u.a. ein vorsichtiger und kleinschrittiger Gang sowie vor allem eine erhöhte Muskelspannung auf. Beim „steifen Mann" kann die Botschaft z.B. lauten: „Meine Muskeln halten mich stabil!" Dies kann als Beispiel zur Verdeutlichung der Stabilisierungs- und „Schutzfunktion" der Rumpfmuskulatur dienen, hier z.B. im Sinne der Verknüpfung von kognitiven mit motorischen Lernzielen für Modul ST 7. → s. Modul EKA 4!* *Ähnliche Spielaufgaben: führen und geführt werden, gemeinsam im Gleichgewicht, Flussüberquerung, Sägewerk, Marionette u.a. [Kolb 2004]*
Spiele mit Kleingeräten und Materialien	*Ziel:* Freude und Spaß an der Bewegung, Dynamik im Kontrast zu Ruhe, Konzentration und Entspannung *Reifen-Memory:* Es werden so viele Reifen in der Halle ausgelegt, wie TN mitspielen. Alle TN bewegen sich durch den Raum und zwischen den Reifen. Auf Kommando oder nach Musikstopp treten die TN jeweils in einen der Reifen, den sie sich merken (Nr. 1). Das wiederholt sich einige Male (Reifen Nr. 2; Nr. 3 etc.). Danach ruft der KL Nummern auf. Die Teilnehmer sollen nun den Reifen finden, der in der ursprünglichen Reihenfolge dieser Nummer entsprach. Sind alle Reifen besetzt, ist die Aufgabe gelöst. *Variationen:* • Die TN sollen in der gleichen Abfolge die Reifen wieder betreten. • Es sollen alle Reifen mit gerader oder ungerader Zahl in der entsprechenden Reihenfolge wieder betreten werden. • Die Reifen können durch andere Materialien ersetzt werden.

Modul EKA 2: Fortsetzung

Spiele mit Kleingeräten und Materialien	*Ähnliche Spielaufgaben:* Reifentransport, Reifen aufräumen, Chinesisches Reifendrehen, Spinnennetz u.a. [Kolb 2004] *Bewegungsaufgaben/Spiele mit Luftballons, Zeitungen, Bierdeckeln:* • Luftballon Jeder TN hat einen Luftballon, der mit unterschiedlichen Körperteilen (Hand, Kopf, Schulter, Ellenbogen, Fuß, Knie) berührt und in der Luft gehalten wird. Der KL stellt verschiedene Aufgaben, die alle TN, deren Luftballons die gleiche Farbe haben, lösen sollen. Die TN üben jetzt mit einem Partner. Auf Kommando wird der Luftballon mit einem beliebigen oder mit einem festen Partner getauscht. Eine weitere Möglichkeit besteht darin, einem anderen TN den Luftballon abzujagen. Nun transportieren zwei TN einen Luftballon gemeinsam durch den Raum. Dabei klemmen sie den Luftballon z.B. zwischen den Rücken oder zwischen den Schultern ein. Im Verlauf des Übens können sich Paare anketten, bis sich eine Schlange bildet. • Zeitungen Zwischen ausgelegten Zeitungen laufen, über Zeitungen gehen (Vorsicht bei Rutschgefahr), die Zeitung vor dem Körper durch Laufen („Fahrtwind") „kleben" lassen, eine Kopfbedeckung aus der Zeitung formen, die während des Bewegens nicht herunterfallen soll, Zeitung zwischen die Beine klemmen und dabei fortbewegen (im Rhythmus der Musik bewegen), Zeitung als „Bodentuch" benutzen und „den Fußboden reinigen", Papierknäuel formen und auf Ziele werfen • Bierdeckel Bierdeckel umlaufen, Bierdeckel in Verbindung mit unterschiedlichen Aufgabenstellungen betreten, auf Körperteilen transportieren, auf Körperteile eines Partners legen, der erraten muss, auf welchem Körperteil der Bierdeckel liegt, bzw. an welcher Stelle des Körpers gerade ein Bierdeckel wieder entfernt wurde (vgl. sensitive Spiele; Körperwahrnehmung) Eine Fülle von weiteren Spielen ist u.a. zu finden bei Kolb [2004]
Dauer	Je ca. 5–10 min
Verknüpfungen	• **EKA 1** • Funktion der Muskulatur ST 7 • Steuerung der Belastung (Atmung, Hf, subjektives Belastungsempfinden) SK 2 • Wohlbefinden E 1

Modul EKA 3: Einstellung zu körperlicher Aktivität

Hinführung zu körperlicher/gesundheitssportlicher Aktivität	
Ziel II.a: Positivierung der Einstellung zu körperlicher Aktivität	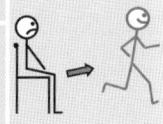

Einstellung zu körperlicher Aktivität – Modul EKA 3	
Modulziel	Körper und Bewegung wahrnehmen und erleben
Inhalt	Beispielhafte Auswahl von Übungen zur Körperwahrnehmung: • Tasten und Berühren • Anspannungs- und Entspannungszustände wahrnehmen • Körperhaltung und Körperbalance erspüren • Wahrnehmen von Belastungsgrenzen • Bewegung als sinnlichen Genuss erleben
Methode	Beobachtungsaufgaben, Verbalisieren der Empfindungen, Austausch zwischen KL und TN ermöglichen
Hinweise zur Durchführung	Körperwahrnehmung wird in Verbindung mit bestimmten Übungsaufgaben vor allem durch die Lenkung der Aufmerksamkeit auf Körperhaltungen, Veränderungen und Zustände bewirkt. Für eine gezielte Förderung der Körperwahrnehmung haben sich Übungen in verschiedenen Ruhe- und Haltepositionen, mit eingeschränkter Bewegungsamplitude, mit verringerter Bewegungsgeschwindigkeit (z.B.: Steuerung durch den Atemrhythmus) oder mit dosiertem Krafteinsatz bewährt [Hirtz, Hotz, Ludwig 2003]. Dabei sollen alle Sinne (Analysatoren, Kinästhesie) angesprochen werden. Aus methodischer Sicht wird empfohlen: • Sich Zeit nehmen • Die Aufmerksamkeit auf bestimmte Schwerpunkte lenken • Wahrnehmungen erfragen und diese verbalisieren lassen • Die Übungen wiederholen und kleine Veränderungen vornehmen (Variieren, Kontrastieren) • Berühren, Erfühlen, Erkennen und Benennen von Körperteilen und von Grenzen • Die individuellen Empfindungen zulassen, nicht vergleichen, es gibt kein richtig oder falsch Fragen Sie als KL nach: Wo spüren Sie Unterschiede? Was hat sich verändert? Was empfinden Sie? etc. Die Unterteilung der Übungen erfolgt in Anlehnung an Hirtz, Hotz, Ludwig [2003, 55], dort sind weitere Anregungen zu finden!
Übungsformen	
Taktil-kinästhetische Übungen	*Ziel:* Sinneswahrnehmung fördern, Unterschiede und Seitendifferenzen erspüren, Bewegungsgeschwindigkeit verändern, Ungleichgewichte erspüren • Einem Partner Begriffe, Zahlen, Figuren auf den Rücken malen und erkennen lassen • Eine Geschichte „taktil" auf dem Rücken des Partners erzählen • Gegenstände, verschiedene Untergründe (hart, weich, glatt, körnig etc.) oder Materialien (Seil, Matte, Ringe, Säckchen, Tücher etc.) mit geschlossenen Augen ertasten oder erspüren lassen

Modul EKA 3: Fortsetzung

Taktil-kinäs-thetische Übungen	• Fußmassage mit einem Tennisball
	  – Die TN stehen barfuß oder auf Socken und erspüren die Druckverteilung auf ihren Füßen. Wie sind die Auflageflächen, gibt es Druckpunkte, die besonders deutlich zu spüren sind? Danach rollen sie einen Tennisball unter dem Fuß. Dabei soll der Tennisball langsam und mehrmals über die gesamte Fußsohle gerollt werden. Nun wird der Ball zur Seite gerollt und die Füße wieder aufgestellt. Unterscheiden sich beide Seiten? Fühlt sich eine Seite wärmer an? Danach wird mit der anderen Seite geübt.
	• Die gleiche Übung erfolgt mit unterschiedlichen Materialien: Igelball, Kastanie, TT-Ball u.a. Die TN halten die Augen geschlossen und erraten unterschiedliche Materialien.
	• Auflageflächen, Druckpunkte des Körpers auf dem Boden erspüren:
	  – In Rückenlage sind die Beine gestreckt oder die Füße sind aufgestellt, verschiedene Körperteile (Schultern, Waden, Gesäß, Ferse, Hände) gegen die Unterlage drücken
	  – Im Stand die Druckverteilung auf den Füßen erspüren
	• Rückenmassage mit Tennisball
	• 2 TN stehen Rücken an Rücken und ein TN führt den anderen (offene, geschlossene Augen, Luftballon oder großer Gymnastikball zwischen den Partnern)
	• 2 Partner stehen Rücken an Rücken und versuchen sich gegenseitig wegzudrücken
	• Luftballon mit verschiedenen Körperteilen in der Luft halten, Krafteinsatz dosieren (vgl. B 1)
	• Aus dem Gleichgewicht bringen

Körper-schema-übungen	*Ziel:* Körperpositionen über Selbst- und Fremdwahrnehmung bewusst machen • „Spiegelbild", ein Partner versucht die Haltung des anderen Partners einzunehmen (zu imitieren) • Körperteile ertasten und benennen oder auf Anweisung bewegen • Einen anderen TN, der auf dem Boden liegt, zeichnen oder die Umrisse mit einem Seil legen • Raumwahrnehmung verändern durch Loslassen: In Rückenlage die angehobenen Beine mit der Haltearbeit des Partners senken. Wie lang ist der Weg? • Marionette
Spannungs- und Ent-spannungs-übungen	*Ziel:* Wahrnehmung von Unterschieden und Veränderungen in der muskulären Spannung (z.B. bei muskulärer Stabilisation, bei Kräftigungs- oder Dehnungsübungen, bei einer isometrischen Kontraktion gegen Widerstände usw.) *Spannung vs. Entspannung:* • Im Sitzen oder im Stand die Handflächen aneinander pressen, den Kopf gegen die im Nacken gefalteten Hände drücken oder den Kopf seitlich gegen die Hand drücken • 2 Partner stützen sich mit den Händen gegeneinander (Stützkraft an unterschiedliche Abstände anpassen) • Bewegungen gegen scheinbare Widerstände • 2 TN sitzen sich mit angewinkelten Knien gegenüber. Ein TN versucht, gegen den Widerstand des Partners die Knie zusammenzudrücken oder zu Boden zu drücken

Modul EKA 3: Fortsetzung

Spannungs- und Entspannungs- übungen	• Bei statisch-passiven Dehnübungen Unterschiede erkennen
	  – vor und nach der Dehnung
	  – zwischen der gedehnten und der nicht gedehnten Seite
	  – zwischen verschiedenen Dehnungsübungen für die gleichen Muskelgruppen (auch mit geschlossenen Augen)
	Statisch vs. dynamisch:
	• Statische vs. dynamische Funktion der Muskulatur, Ermüdung und Muskelarbeit: „Armpendel" – Ein Arm wird ausgestreckt nach vorne gehalten, der andere auf und ab bewegt → Verbalisierung des Unterschieds zwischen dynamischer und statischer Arbeit (einseitige Belastung als Problem thematisieren)
	• Wahrnehmungslenkung und Verbalisierung von Muskelaktionen bei verschiedenen Bewegungsformen (Gehen, Laufen etc.) → Auflage der Handflächen auf die Muskulatur neben der Lendenwirbelsäule.

Dauer	Je ca. 5–10 min
Verknüp- fungen	• Funktion der Muskulatur Modul ST 7 • Alle Module zu Zielbereich II

Modul EKA 4: Einstellung zu körperlicher Aktivität

Hinführung zu körperlicher/gesundheitssportlicher Aktivität	
Ziel II.a: Positivierung der Einstellung zu körperlicher Aktivität	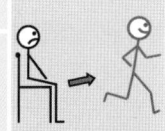

Einstellung zu körperlicher Aktivität – Modul EKA 4	
Modulziel	Körper und Bewegung wahrnehmen und erleben – Wahrnehmung von Körperspannungen und muskulärer Stabilisation
Inhalt	Übungen zur/zum: • Wahrnehmung von Anspannungs- und Entspannungszuständen • Erspüren von Körperhaltung und Körperbalance • Wahrnehmen von Belastungsgrenzen • Erleben von Bewegung als sinnlichen Genuss
Methode	Übungsdurchführung, Beobachtungsaufgaben, Verbalisieren der Empfindungen, Austausch mit KL und TN ermöglichen
Hinweise zur Durchführung	Im Informationsteil der Kursstunden werden Informationen und Wissen über die Rolle der Muskulatur für Bewegung und Stabilisation des Rückens vermittelt (vgl. Modul ST 7). Um darauf aufbauend auch echtes Verständnis und Einsicht für die aktive Nutzung der Muskulatur und für ihr Training zu gewinnen, sind praktische Erfahrungen und bewusstes Erleben von muskulärer Stabilisation notwendig. Die nachfolgenden Übungsformen zeigen Möglichkeiten zur Vermittlung dieser Erfahrungen. Die Bewegungsaufgaben beinhalten Bewegungsanforderungen, die nicht alltäglich sind und die aufgrund ihrer Neuheit und des teilweise nötigen Vertrauens in die eigenen motorischen Fähigkeiten und die Bewegungsausführung anderer einen erheblichen Erlebnischarakter haben.

Modul EKA 4: Fortsetzung

Hinweise zur Durchführung	Die Übungsformen sollen eine direkte Verknüpfung von kognitiven (Rolle der Muskulatur) und motorischen Lerninhalten ermöglichen (aktiv stabilisieren). Daher sollte der Kursleiter aktiv die Wahrnehmung auf die Stabilisierungsfunktion der Muskulatur lenken und die Teilnehmer zur Beobachtung und Verbalisierung von muskulären Spannungsempfindungen auffordern. Die vorgeschlagenen Übungen erfordern eine sorgfältige Vorbereitung und Kontrolle der Durchführung (s.u.)

Übungsformen	
Spannungs- und Entspannungsübungen	*Ziel:* Wahrnehmung von Unterschieden und Veränderungen in der muskulären Spannung bei destabilisierenden Reizen und Situationen, Vermitteln von überraschenden Bewegungserlebnissen, Aufbau von Vertrauen in die eigene muskuläre Sicherung (vgl. auch Module Stabi 1–Stabi 2) • Wahrnehmungslenkung auf Muskelaktion bei der Gleichgewichtsregulation bei leichter Destabilisierung (z.B. aktives Körperschwanken) • Wahrnehmungslenkung auf Muskelaktion bei der Gleichgewichtsregulation bei starker Destabilisierung, z.B. durch Krafteinwirkung von außen, z.B. durch Partner (gegenseitige Destabilisierung und Stabilisation → „Kämpfchen") auf instabilen Unterlagen etc. *Steifer Mann:* Eine Gruppe von 6–8 Spielern stellt sich mit geringem Abstand zu den Mitspielern im Kreis auf. Ein TN stellt sich in die Mitte des Kreises und macht sich ganz steif. Nun wird er von der Gruppe behutsam herumgereicht. *Variation:* Der „steife Mann" schließt die Augen. *Pendelspiel:* 2 Personen stehen sich mit nach vorne fast ausgestreckten Armen und in stabiler Schrittstellung gegenüber. Eine weitere Person steht parallel dazwischen, so dass die beiden äußeren Personen mit ihren Handflächen die Schultern der mittleren Person berühren können. Aufgabe ist es, die mittlere Person als „Pendel" vorsichtig hin und her zu bewegen. Dazu ist für die pendelnde Person eine hohe Muskelspannung und etwas Mut und Vertrauen notwendig, die beiden „Beweger" müssen ebenfalls aktiv stabil bleiben (Achtung, stabilen Stand kontrollieren!), um die „Last" zu bewegen. *Variation:* Das „Pendel" schließt die Augen. *Personentransport:* Eine Person liegt in Rückenlage auf einem hüfthohen Kasten. Auf jeder Längsseite des Kastens stehen jeweils 3–4 weitere Personen. Diese haben die Aufgabe, die liegende Person zu einem weiteren Längskasten zu tragen. Die liegende Person muss aktiv Körperspannung aufbauen, damit es den anderen Teilnehmern gelingt, die Person aufzunehmen und zu tragen. Variante: Rückenlage auf einer Bodenmatte auf 4–7 Gymnastikseilen. Die Enden der Gymnastikseile werden auf jeder Seite von 4–7 Personen mit sicherem Griff (!) aufgenommen, die liegende Person wird mithilfe der Seile angehoben und transportiert (Achtung, auf Positionierung der Seile achten, Rückmeldung der liegenden Person einfordern!). Anmerkung: Beide Übungen erfordern aus Sicherheitsgründen eine sorgfältige Einweisung und Kontrolle durch den Kursleiter. Bei beiden Übungen empfiehlt sich die Abpolsterung des Bodens mit Gymnastikmatten.

Modul EKA 4: Fortsetzung

Dauer	Je ca. 5–10 min
Verknüp-fungen	• Funktion der Muskulatur **ST 7** • Module Stabi 1 und Stabi 2 • Alle Module zu Zielbereich II

Modul EKA 5: Einstellung zu körperlicher Aktivität

Hinführung zu körperlicher/gesundheitssportlicher Aktivität	
Ziel II.a: Positivierung der Einstellung zu körperlicher Aktivität	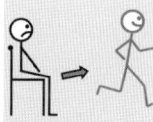

Einstellung zu körperlicher Aktivität – Modul EKA 5	
Modulziel	Wahrnehmung der angenehmen Wirkungen von Bewegungspausen
Inhalt	Einfache gymnastische Übungsformen, alle Übungsformen der Module EKA 2–EKA 4, Wahrnehmungsübungen
Methode	Übungsdurchführung, Beobachtungsaufgaben, Verbalisieren der Empfindungen, Austausch mit KL und TN ermöglichen
Hinweise zur Durchführung	Insbesondere bei der Vermittlung von Hintergrundwissen zum Problem Rückenschmerz (z.B. beim Thema einseitige Belastung) empfiehlt sich der Einbau von kurzen (2–5-minütigen) Bewegungspausen. Durch Aufmerksamkeitslenkung während und nach Durchführung einer solchen Bewegungspause gelingt es, die durch die Bewegung induzierten positiven Empfindungen bewusst zu machen. Bewegungspausen eignen sich insbesondere zur Verknüpfung kognitiver Lernziele mit affektiven und motorischen Lernzielen.
Übungs-formen	• Einfache gymnastische Übungsformen wie Gehen auf Zehenspitzen oder Ferse, Knie anheben in Kreuzkoordination, Schulterkreisen, rhythmisch-dynamische Ganzkörperübung (rhythmisches Beugen und Strecken der Knie mit gleichzeitigem Vor- und Rückschwingen der Arme im Stand/Schrittstellung etc.); gemeinsam in kommunikativer, durch den Kursleiter „animierter", Atmosphäre • Alle Übungsformen aus EKA 2–EKA 4
Dauer	Je ca. 2–5 min
Verknüp-fungen	Alle ST-Module

Modul BK 1: Bewegungskompetenz

Hinführung zu körperlicher/gesundheitssportlicher Aktivität	
Ziel II.b: Bewegungskompetenz für eigenständige gesundheitssportliche Aktivität	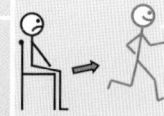

Bewegungskompetenz – Modul BK 1	
Modulziel	Hinführung zu einem eigenständigen Training der Kraftausdauer und Kraft der stabilisierenden Rumpfmuskulatur → Erlernen funktionsgymnastischer Übungsformen zur Verbesserung von Kraft und Kraftausdauer der Rumpfmuskulatur und zur Stabilisation des Rückens

Modul BK 1: Fortsetzung

Inhalt	Vermittlungsweg für funktionsgymnastische Übungsformen
Methode	Sukzessive Vermittlung der Übungsformen: Demonstration durch den Kursleiter, verbale Anweisungen, Eigenrealisation der Teilnehmer unter Anleitung/Korrektur

Hinweise zur Durchführung	• Mithilfe dieses Moduls sollen die Teilnehmer (TN) in den ersten Kurseinheiten sukzessiv einige funktionsgymnastische Übungsformen (Übungen s. Modul BK2) erlernen. Nach ca. 4–5 Kurseinheiten fügen sich alle erlernten Übungen zu einem individuellen Gymnastikprogramm zusammen, welches dann in der Kursstunde oder zu Hause selbstständig durchgeführt werden kann.
	• Bereits ab der 1. Kurseinheit sollen die einzelnen Übungen selbstständig durchgeführt und gesteuert werden. Den TN muss daher die Art der Übungsausführung und der Trainingssteuerung vermittelt werden.
	• Zur Dokumentation, Selbstbeobachtung und Erfolgskontrolle soll die selbstständige Übungsdurchführung im Kurs und zu Hause unter Nutzung eines Trainingsplans und zur Mitschrift von Übungswiederholungen und Intensität erfolgen.
	• *Bsp.: Vermittlung der Übungsformen in der 1. Kursstunde*
	  – TN verteilen sich mit Gymnastikmatten im Übungsraum, sodass der Kursleiter (KL) alle TN und diese den KL sehen können.
	  – KL führt die erste Kräftigungsübung (K1, s. BK 2) ein (verbale Anweisung oder Demonstration) bis diese von allen TN grob beherrscht wird. → Aufforderung an die TN, z.B.
	    – „Bitte wiederholen Sie die Übung so oft, bis sie das Gefühl haben, dass die Übungsausführung „etwas schwer" wird."
	    – „Machen Sie dabei ungefähr zwischen 5 und 20 Wiederholungen, so lange bis es „etwas schwer" wird. Machen Sie dann eine ca. 1-minütige Pause. Dann wiederholen Sie bitte die Übung."
	  – KL führt abhängig von den Voraussetzungen der TN die 2. und ggf. weitere Kräftigungsübungen (K2–Kn) sowie Dehnungsübungen (D1–Dn) ein.
	• Zur Schulung des subjektiven Belastungsempfindens empfiehlt sich der Einsatz der Borg-Skala!
	• Je nach Lerngeschwindigkeit und Könnensstand erfolgt dann die sukzessive Einführung der weiteren Übungsformen in den nachfolgenden Stunden.
	• Während der Übungsdurchführung kann der KL individuelle Hilfen geben und Korrekturen vornehmen, z.B. Hinweise zur Atmung bei der Übungsdurchführung, Modifikation der Übungsausführung zur Variation der Übungsintensität.
	• Mit fortschreitender Selbstständigkeit der TN steigt der Freiraum der/des KL für individuelle Hilfen (z.B. beim Umgang mit dem Trainingsplan, kurze Gespräche, Übungsvariationen etc.)
	• Nutzung der Borg-Skala zur Einschätzung und Schulung des subjektiven Belastungsempfindens

Dauer	Ca. 30 min je Kursstunde
Medien	• Trainingsplan zur Dokumentation von Übungswiederholungen und -intensität mit Hinweisen zur Trainingsdurchführung (**MBK 1**) • MBK 2 • Borg-Skala (MBK 1/MSK 1)
Verknüpfung	Module BK 2, SK 1, EK 1–3

Modul BK 2: Bewegungskompetenz

Hinführung zu körperlicher/gesundheitssportlicher Aktivität	
Ziel II.b: Bewegungskompetenz für eigenständige gesundheitssportliche Aktivität	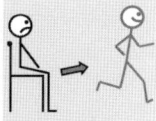

Bewegungskompetenz – Modul BK 2	
Modulziel	Hinführung zu einem eigenständigen Training von Kraftausdauer und Kraft der stabilisierenden Rumpfmuskulatur → Erlernen funktionsgymnastischer Übungsformen zur Verbesserung von Kraft und Kraftausdauer der Rumpfmuskulatur und zur Stabilisation des Rückens
Inhalt	Funktionsgymnastische Übungsformen
Hinweise zur Durchführung	• Hinweise zum Erlernen und zur Durchführung der Übungen sind in Modul BK 1 beschrieben! • Die hier vorgeschlagene Übungsauswahl orientiert sich an den vorliegenden Untersuchungen zur Beanspruchung der wirbelsäulenstabilisierenden Muskulatur bei McGill [1998; 2001] und Richardson et al. [1999] und stellt eine Basisauswahl dar, die je nach Könnensstand der Teilnehmer variiert und erweitert werden kann.
Übungs-formen M 1/M 2	**Übung zur Mobilisation der Lendenwirbelsäule** (siehe auch BK 5) 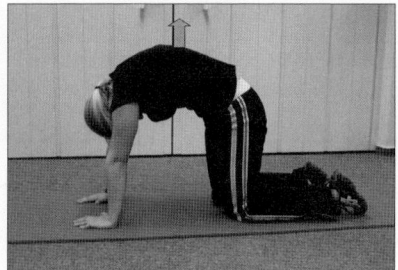 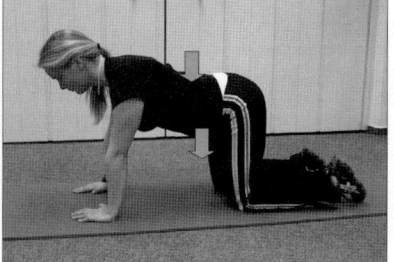 [vgl. McGill 2001] *Ziel:* Reduktion der „Stiffness", Reduktion viskoelastischer Spannungen, Reduktion von Gelenkmomenten *Hinweise zur Durchführung:* Langsame, zyklische, gleichmäßige Mobilisation der Wirbelsäule in Flexion und Extension über das gesamte Bewegungsausmaß. Die Übung dient der Vorbereitung der nachfolgenden Kräftigungsübungen mit dem Ziel, die „Viskosität" der Wirbelsäule zu reduzieren und damit evtl. Widerstände und die Beanspruchung des passiven Systems zu senken. Die Übung dient nicht der Erweiterung der Beweglichkeit, deshalb soll das Ende jeder Bewegungsrichtung sanft erreicht werden, danach Umkehr der Bewegungsrichtung. Durchführung von 5–6 Zyklen [vgl. McGill 1998].

Modul BK 2: Fortsetzung

K 1a   **Crunches zur Kräftigung der geraden Bauchmuskulatur**

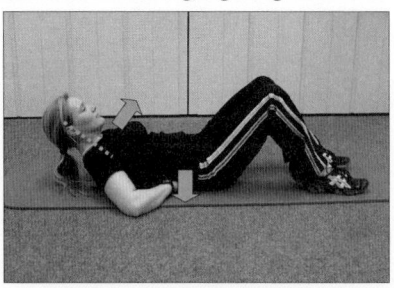

Ziel:
Verbesserung von Kraftausdauer und
Kraft der geraden Bauchmuskulatur
Hinweise zur Durchführung:
Ausgangsstellungen:
• Rückenlage mit angestellten Beinen,
  Hände unterstützen die Lendenwirbel-
  säule zur Sicherung einer neutralen
  LWS-Position

• Rückenlage, ein Bein angestellt, das andere zur Verriegelung von Becken und LWS
  gestreckt, Hände unterstützen die Lendenwirbelsäule zur Sicherung einer neutralen
  LWS-Position
Durchführung: Langsames zyklisches Abheben und Senken von Kopf und Schultern,
Atmung beachten
Variation: Hände auf die Oberschenkel legen und bis zur Kniespitze schieben, zur Inten-
sitätserhöhung Hände an die Schultern oder Ohrläppchen

K 1b, c

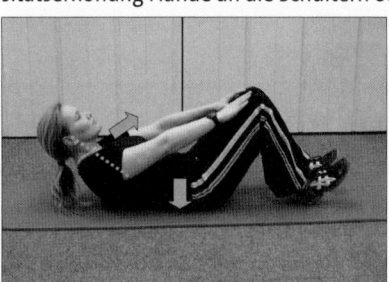 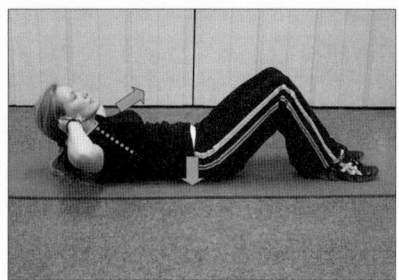

K 2a–c   **Seitstütz zur Kräftigung der Rumpfstabilisatoren (M. quadratus lumborum) und der
„Bauchwand" (M. obliquus ext. und internus, M. transversus abdominis)**

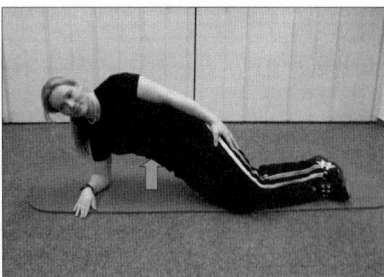 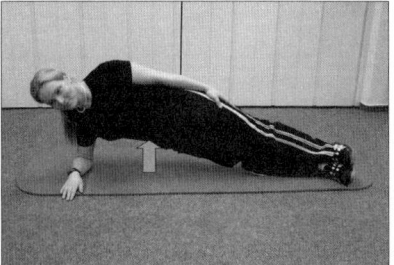

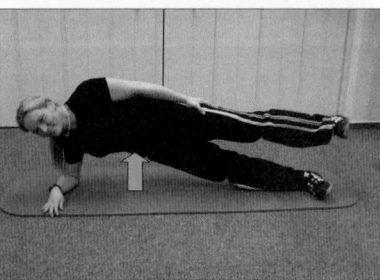

Modul BK 2: Fortsetzung

K 2a–c	*Ziel:* Verbesserung von Koordination und Kraft bzw. Kraftausdauer der Bauchwandmuskulatur *Hinweise zur Durchführung:* Isometrischer Seitstütz mit gebeugten Beinen (wie in der Abbildung), bei Fortgeschrittenen mit gestreckten Beinen sowie einem Seitenwechsel durch Rollen in der Stützstellung über die Unterarme. Bei allen Übungsformen ruhig weiteratmen, jeweils ca. 10 s. Bei Schwierigkeiten mit der Atmung, erhöhtem Blutdruck etc. zunächst dynamische Übungsausführung!

K 3a, b

Arm- und Beinextension im Vierfüßlerstand zur Kräftigung der Rückenstrecker

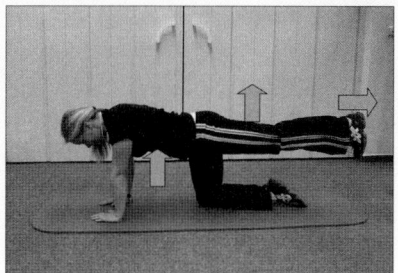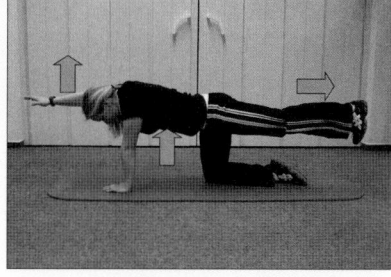

Ziel:
Verbesserung von Kraft bzw. Kraftausdauer der Rückenstreckmuskulatur
Hinweise zur Durchführung:
Zunächst isolierte, später gemeinsame Streckung von Arm bzw. Bein, isometrische oder zyklische dynamische Übungsausführung, gleichmäßig atmen

K 4a

„Bridging" aus der Rückenlage

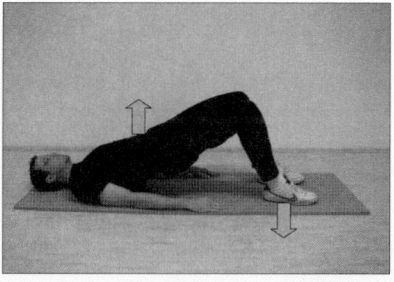

Ziel:
Kräftigung der Hüft- und Rückenextensoren
Hinweise zur Durchführung:
Anheben des Beckens aus der Rückenlage bis zu einer Hüftstreckung von 0° bzw. 180°. Die Übung kann dynamisch mit langsamen zyklischen Wiederholungen oder isometrisch ausgeführt werden (Atmung!).

Variation: Erhöhung der Übungsintensität und -schwierigkeit durch Vergrößerung des Kniewinkels (= distalere Fußposition, K 4b) oder Streckung eines Beines nach vorne (K 4c)

K 4b, c

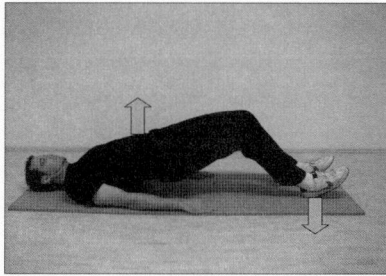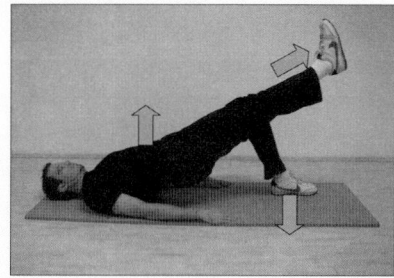

Modul BK 2: Fortsetzung

K 5a,b	**Liegestütz aus dem Vierfüßlerstand**

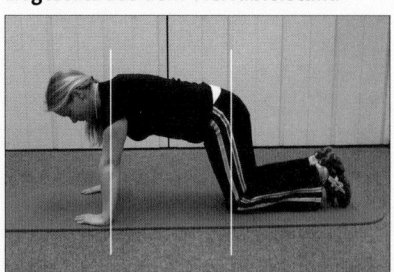 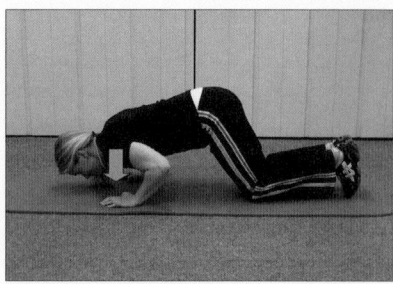

Ziel:
Kräftigung der Arm- und Schultermuskulatur
Hinweise zur Durchführung:
Aus dem Vierfüßlerstand (Hände unter den Schultern, Knie unter den Hüftgelenken) langsames zyklisches Absenken und Heben des Oberkörpers durch Beugung und Streckung der Arme
Variation: Die Übungsintensität erhöht sich durch Variation der Ausgangsstellung, d.h. mit Streckung des Hüftgelenks (Hüftgelenke dann vor den Kniegelenken) bis hin zum echten Liegestütz.

Medien	• MBK/MSK 1 • Teilnehmerkarten mit Abbildungen der Übungen und Hinweisen zur Übungsdurchführung (MBK 2)
Verknüpfung	BK 1, ST 7 und ST 9, EKA 3 und EKA 4

Modul BK 3: Bewegungskompetenz

Hinführung zu körperlicher/gesundheitssportlicher Aktivität	
Ziel II.b: Bewegungskompetenz für eigenständige gesundheitssportliche Aktivität	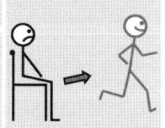

Bewegungskompetenz – Modul BK 3

Modulziel	Hinführung zu einem selbstgesteuerten Ausdauertraining – Walking erlernen und die Belastung selbstständig steuern können
Inhalt	• Übungsformen zum Walking, Walking-Technik • Informationen zur Belastungssteuerung (vgl. Modul SK 2)
Methode	• Demonstration der Walking-Technik (Basistechnik) durch den KL; Eigenrealisation durch die TN, unterstützt durch verbale Anweisungen, Hinweise und Problemlösungsvorschläge • Informationen zur Steuerung der Belastung und praktische Umsetzung parallel zur Vermittlung der Walking-Technik • Über eine intermittierende Belastungsgestaltung schrittweise zu einer Dauerbelastung

Modul BK 3: Fortsetzung

Hinweise zur Durchführung	In der 1. Kursstunde sollen die TN die Technik kennenlernen und ausprobieren. Die Konzentration liegt dabei auf der technischen Ausführung, weniger auf der Belastung. Begleitend gibt der KL individuelle Hilfen zur Körperhaltung, zur Atmung und zur Belastung, z.B. „Walken ohne zu schnaufen" oder „Lächeln ohne zu hecheln". Im weiteren Verlauf der Kursstunden werden den TN in enger Bindung zur praktischen Erprobung Informationen gegeben, wie hoch die Belastung sein sollte und wie diese individuell zu steuern ist. Mit der Höhe der Intensität ist die Dauer der Belastung eng verbunden. Sind die TN mit der Technik vertraut, sollte über die Dauer der Belastung – anfangs ca. 10–30 Minuten mit Intervallen, Belastungsphasen mit Walking wechseln mit Gehpausen – gearbeitet werden, um die TN an eine Dauerbelastung heranzuführen. Das erste Herantasten an Walking kann sowohl in der Sporthalle als auch im freien Gelände erfolgen. Je nach Interesse und individuellen Voraussetzungen der TN kann sukzessive zum Laufen übergegangen werden (Module SK 2, Fit 3). Im gesamten Übungsprozess immer wieder die Erfahrungen und Probleme der TN verbalisieren!
Basistechnik	• Der KL demonstriert die Walking-Technik und weist auf einige wesentliche Schwerpunkte hin (Armbewegung, aufrechte Körperhaltung, Atmung). Dabei greift er auch auf die Erfahrungen der TN aus vorangegangenen Übungen zum Gehen zurück (Aufsetzen und Abrollen des Fußes). Dann ergeht an die TN die Aufforderung: „Bitte versuchen Sie, mit der Walking-Technik in einem mäßigen Tempo zu gehen!" • Der KL lenkt die Aufmerksamkeit der TN zunächst auf die Selbstwahrnehmung und fordert sie auf, die eigene Bewegung zu beobachten und Fehler zu erkennen. Während des Übens gibt er individuelle Hilfen. • Im weiteren Übungsprozess lenkt er die Aufmerksamkeit der TN nach außen zu den anderen Gruppenmitgliedern und sorgt damit für einen offenen und selbstständigen Lernprozess. • Während des zunehmend selbstständigen Übens hat der KL Zeit, weiter helfend zu unterstützen, Gespräche zu führen und die Aufmerksamkeit auf weitere und individuell angepasste Schwerpunkte zu lenken, z.B. „Nehme ich die Arme nach hinten mit?" „Sind die Knie immer leicht gebeugt?" „Schaue ich nach vorn?" [Weitere Beobachtungsschwerpunkte sind bei Bös, Mommert-Jauch, Opper 2004 und Bös 2004 zu finden.]
Belastungssteuerung	Die TN sollen lernen, ihre Belastung individuell selbstständig zu steuern. Das kann am einfachsten über die Herzfrequenz, die Atmung oder das subjektive Belastungsempfinden erfolgen. • Auch wenn die Technik in der 1. Kursstunde noch im Mittelpunkt steht, weist der KL auf eine mäßige Belastung hin und fordert die TN auf, ihre Atmung zu kontrollieren. „Das Tempo ist richtig, wenn Sie sich mit den anderen Gruppenmitgliedern noch unterhalten können!" „Wenn Sie beim Walking schnaufen oder hecheln, gehen Sie zu schnell, bitte verringern Sie Ihr Tempo, bis Sie wieder ruhig atmen und sprechen können!" • Im weiteren Verlauf der Kursstunden lernen die TN manuell am Handgelenk oder am Hals durch Palpation den Belastungspuls zu ermitteln oder mit Herzfrequenzmessgeräten ihre Herzfrequenz zu kontrollieren.

Modul BK 3: Fortsetzung

Belastungs-steuerung	• Zusammen mit dem KL legen die TN ihre individuelle Trainingsherzfrequenz mithilfe der Karvonen-Formel fest. Das kann beispielhaft mithilfe einer Folie erfolgen. (Modul SK 2)
	• Zusätzlich zur Pulskontrolle sollen die TN erfahren, wie sie ihre Belastungsintensität anhand der selbst wahrgenommenen Anstrengung kontrollieren können. Dazu fordert der KL die TN auf, mit einem Tempo zu walken, bei dem sie die Belastung als „leicht" bis „etwas schwer" empfinden (RPE 11–14, dies entspricht je nach Alter einer HF von ungefähr 110–140 Schlägen/min). Im weiteren Verlauf des Kurses sollen die TN lernen, dass sie über das subjektive Belastungsempfinden die THF (Trainingsherzfrequenz) anpassen können (Erhöhung der HF in der Karvonen-Formel). Ein wesentlicher Grundsatz soll dabei sein, dass sich die TN beim Walken wohl fühlen. *Lieber lange langsam, als zu früh zu schnell!* [Bös, Mommert-Jauch, Opper 2004; Bös 2004]
	• Um das Belastungsempfinden zu entwickeln, soll der KL die TN in den ersten Kursstunden auffordern, mal schneller und mal langsamer zu walken und zu beobachten, wie sich ihre HF verändert. „Gehen Sie bitte über 5 Minuten etwas schneller. Beobachten Sie ihre HF. Wie hoch ist sie jetzt? Versuchen Sie diese HF über diese Zeit zu halten!" Oder es wird mit vorgegebenen Belastungsintensitäten über eine festgelegte Zeit geübt (z.B.: 50% – 60% – 70% – 60% – 50%). Nach der jeweiligen Belastung erfragt der KL das subjektive Belastungsempfinden!
	Begleitend erklärt der KL in einfacher Form die physiologischen Hintergründe. Warum schlägt das Herz schneller, wenn ich mich höher belaste? Warum soll ich mich nicht zu hoch belasten?
Trainings-planung	Zur Entwicklung der Anpassung an längere Belastungsphasen wird zunächst in Intervallen mit unterschiedlicher Belastung geübt. Dabei wechseln Belastungsphasen mit Walking und Pausen mit Gehen. Anfangs soll die Belastung mit 1–2 min Walking im Wechsel mit 1–2 min Pause erfolgen und die Gesamtbelastung bei 15 min beginnen. Die Belastungsphasen werden schrittweise verlängert (z.B.: 2 min, 3 min, 2 min, 3 min, dann 3 min, 3 min, 3 min; ... 7 min, 7 min; 10 min, 5 min; 15 min etc.), um zu einer Dauerbelastung überzugehen. Zusammen mit der Verlängerung der Belastungsphasen kann die Gesamtbelastung allmählich erhöht werden. In Abhängigkeit von den individuellen Voraussetzungen und Interessen kann der Übergang zum Laufen erfolgen.
	• Der KL gibt Empfehlungen zur Länge der Belastungsphasen. Die TN entscheiden zunehmend selbstständig nach ihrem subjektiven Empfinden und ihrer HF, wie sie Belastung und Erholung gestalten.
	• In einem Trainingsplan werden zusätzlich zur HF die Belastungsphasen und Pausen und die Gesamtbelastung dokumentiert.
	Übungsbegleitend geht der KL auf die physiologischen Hintergründe von Belastung und Erholung ein und vermittelt den TN, dass öfter besser als einmal zuviel ist (z.B. 3 x in der Woche 30 min, statt 1 x 90 min Aktivität)
Dauer	Zwischen 15 und 30 min je Kursstunde
Medien	Folien und Teilnehmerkarten: **MBK 3, MSK 2**
Verknüp-fungen	SK 2, EK 2

Modul BK 4: Bewegungskompetenz

Hinführung zu körperlicher/gesundheitssportlicher Aktivität	
Ziel II.b: Bewegungskompetenz für eigenständige gesundheitssportliche Aktivität	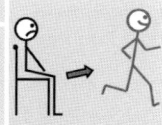

Bewegungskompetenz – Modul BK 4

Modulziel	Aufrechterhaltung und Verbesserung der Beweglichkeit → Erlernen funktionsgymnastischer Übungsformen zur Verbesserung der Beweglichkeit
Inhalt	Funktionsgymnastische Übungen zur Dehnung von Rumpf- und Beinmuskulatur
Methode	Demonstration der Übungen in Verbindung mit verbalen Anweisungen durch den KL und Eigenrealisation durch die TN, Unterstützung des Übens durch Korrekturhinweise und Hilfen
Hinweise zur Durchführung	Die TN sollen in den Kursstunden funktionelle Übungen zur Dehnung der Hauptmuskelgruppen erlernen. Schrittweise kann ein individuelles Programm als sinnvolle Ergänzung zu den Kräftigungs- und Stabilisationsübungen entstehen (vgl. BK 2). Aus den unterschiedlichen Dehnungsmethoden wird das passiv-statische (auch gehaltenes Dehnen oder Dauerdehnen) und das aktiv-statische Dehnen empfohlen. Die Dehnung erfolgt an einem entspannten Muskel, die Übungen sind einfach nachzuvollziehen, gut zu kontrollieren und erfordern wenig Körpererfahrung. Der Dehnungsreiz ist durch die TN gut zu spüren und damit gut zu dosieren. *Folgende Anweisungen sollte der KL geben (passiv-statisches Dehnen):* • Langsames und kontrolliertes Einnehmen der Dehnposition bis ein deutliches, aber angenehmes Spannungsgefühl (Ziehen) spürbar ist. • Halten der eingenommenen Position. Eine Haltezeit zwischen 8 und 30 s ist empfehlenswert. • Lässt das Spannungsgefühl nach, kann die Dehnstellung noch einmal verstärkt werden, bis eine Abnahme der Spannung wieder spürbar ist. • Die Dehnung des Muskels/der Muskelgruppe 2–3-mal wiederholen und immer mit einer nachfolgenden Lockerung verbinden. Eine weitere Dehnungsmethode, die mit zunehmender Körper- und Bewegungserfahrung eingesetzt werden kann, ist das aktiv-dynamische Dehnen (Achtung, nur mit kleiner Amplitude vorsichtig nachfedern!). Bereits mit der 1. Kursstunde sollen die Übungen selbstständig durchgeführt werden. Was sollte der KL beachten? Der KL sollte • klare und eindeutige Anweisungen geben und Übungen demonstrieren, wenn diese für die TN noch neu sind, • die Aufmerksamkeit jedem Einzelnen zuwenden, • nur korrigieren, wenn die Übung nicht gelingt oder als unangenehm empfunden wird, • für eine angenehme und ruhige Atmosphäre beim Üben sorgen, • die TN auffordern, ihre Aufmerksamkeit auf sich selbst zu lenken, ggf. die Augen zu schließen, um die Konzentration auf das eigene Empfinden zu verstärken, • wohldosiert und sensibel helfen, z.B. Vereinfachungen bei der Übungsausführung, taktile Hilfen, verbale Anweisungen etc. geben.

Modul BK 4: Fortsetzung

Hinweise zur Durchführung	Sukzessive erfolgt die Einführung weiterer Übungen. In einem Trainingsplan können die Übungen im Kurs und/oder zu Hause dokumentiert werden: Welche Übungen wurden durchgeführt? Wie war das Empfinden? Haben Sie ein unangenehmes Ziehen verspürt? Was haben Sie dann verändert?
Übungen **D 1**	**Dehnung der vorderen Oberschenkelmuskulatur** 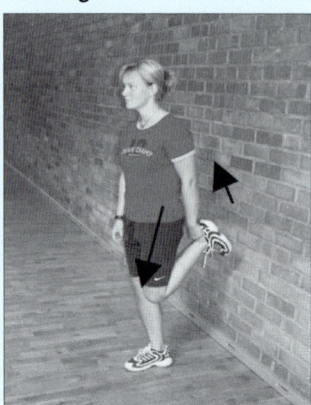 *Hinweise zur Durchführung:* Mit der Hand den Knöchel, den Schuh oder das Hosenende Richtung Gesäß ziehen! Zusätzliche Hilfe: Handtuch, Theraband oder Seil um den Fuß legen. Knie auf einer Höhe, Standbein leicht beugen, Gesäß und Bauch sind angespannt!
D 2	**Dehnung der hinteren Oberschenkelmuskulatur** 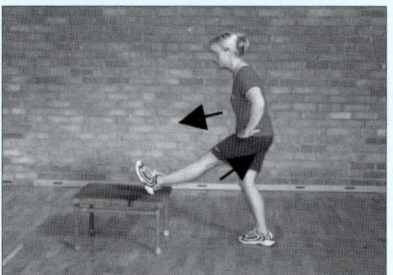 *Hinweise zur Durchführung:* Ferse auf eine erhöhte Unterlage auflegen, Oberkörper im rechten Winkel dazu, Standbein leicht gebeugt, Spielbein strecken (muss nicht ganz gestreckt sein) und Fußspitze leicht nach innen drehen, Becken nach vorn kippen, Rücken gerade halten, Hüfte beugen!
D 3	**Dehnung der Wadenmuskulatur (Zwillingswadenmuskel)** 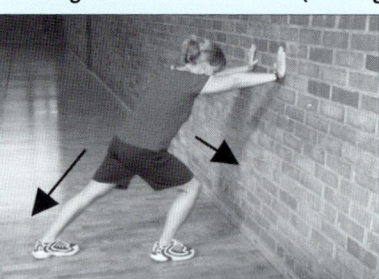 *Hinweise zur Durchführung:* Leichten Ausfallschritt nach vorn, das hintere Bein gestreckt, die Ferse bleibt am Boden, das Becken nach vorn Richtung Wand schieben!

Modul BK 4: Fortsetzung

D 4	**Dehnung der Oberschenkelanzieher**

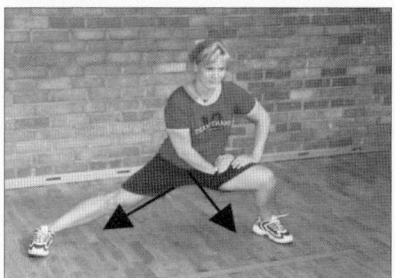

Hinweise zur Durchführung:
Weite Grätschstellung der Beine mit nach
außen rotierten Füßen, Rumpf in Frontal-
stellung, Beugung des Kniegelenkes der
gegenüberliegenden Seite in Richtung
Fußspitze!

D 5a, b	**Dehnung der Rückenmuskulatur**

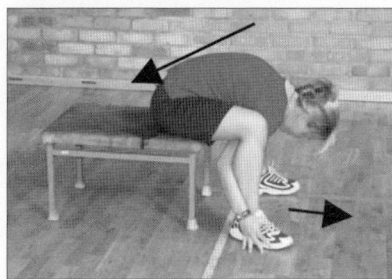 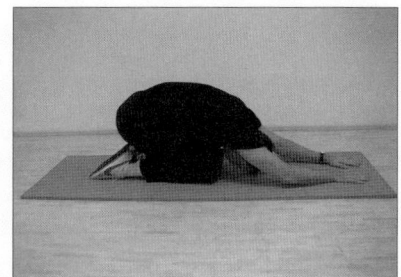

Hinweise zur Durchführung:
Sitz auf einem Stuhl oder Kasten, Oberkörper entspannt nach vorn beugen, durch die
Beine schauen, Zug der Hände an den Fersen verstärkt die Dehnung; oder auf einer
Matte kniend, Oberkörper entspannt nach vorn beugen, Blick zum Boden, Arme nach
vorne

D 6	**Dehnen der Hals- und Nackenmuskulatur**

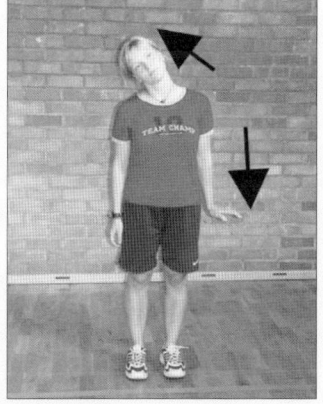

Hinweise zur Durchführung:
Kopf vorsichtig zur Seite neigen, Zug der Hand
Richtung Boden (sanft) verstärken, Spannung auf
die seitliche Halsmuskulatur!
Nach Bedarf weitere Muskelgruppen:
Brustmuskulatur, Hüftbeugemuskulatur

Dauer	Ca. 10 min
Medien	Teilnehmerkarten: **MBK 4**
Verknüp-fungen	BK 1, SK 1, EKA 3

Modul BK 5: Bewegungskompetenz

Hinführung zu körperlicher/gesundheitssportlicher Aktivität	
Ziel II.b: Bewegungskompetenz für eigenständige gesundheitssportliche Aktivität	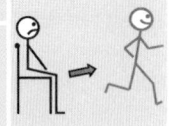

Bewegungskompetenz – Modul BK 5	
Modulziel	Vermittlung von Übungsformen zur Mobilisation der Wirbelsäule
Inhalt	Funktionsgymnastische Übungen
Methode	Demonstration der Übungen in Verbindung mit verbalen Anweisungen durch den KL und Eigenrealisation durch die TN, Unterstützung des Übens durch Korrekturhinweise und Hilfen.
Hinweise zur Durchführung	Übungen zur Mobilisation dienen im Sinne einer „Erwärmung" der Vorbereitung von Kräftigungs- und Stabilisationsübungen. Die betreffenden Gelenke werden langsam, gleichmäßig und zyklisch durchbewegt. Die Übungen dienen der Vorbereitung mit dem Ziel, die „Viskosität" zu reduzieren und damit evtl. Widerstände und die Beanspruchung des passiven Systems zu senken. Sie dienen nicht der Erweiterung der Beweglichkeit, deshalb soll das Ende jeder Bewegungsrichtung sanft erreicht werden, dann erfolgt die Umkehr der Bewegungsrichtung. Alle Mobilisationsübungen sollen möglichst unter Entlastung, also bei möglichst geringer Gewichts- oder Biegebelastung durchgeführt werden (hubfreie/hubarme Mobilisation [Klein-Vogelbach 2000; 2005]). Es können alle Bewegungen in den möglichen Freiheitsgraden der betreffenden Gelenke bis zum weichen Erreichen des maximalen Bewegungsausmaßes durchgeführt werden. Der KL sollte: • auf eine bewusste Bewegungsausführung achten, • auf eine erforderliche Grundspannung hinweisen (vgl. Stabi 1, EKA 4), • besonders auf erforderliche stabilisierende Elemente oder ausgleichende Gegenbewegungen hinweisen, • auf ruhige und langsame Bewegungsausführung achten (z.B. „Wirbel für Wirbel"), • Verbalisieren durch die Teilnehmer anregen/fördern, taktile Hilfen, Kontrastieren nutzen, • Übungen mehrmals wiederholen lassen, wie oft, entscheidet jeder TN selbstständig.
Übungen M 1/M 2	**Mobilisation der Wirbelsäule, Verbesserung der Flexibilität im Sinne der Reduktion passiver Widerstände (s.o.)** 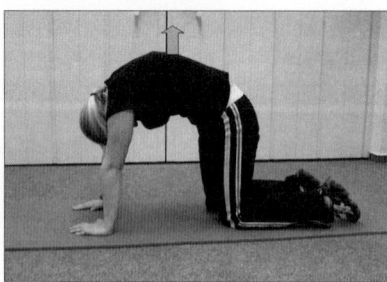 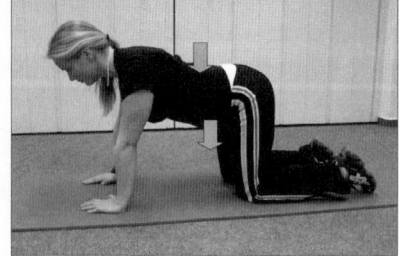 [aus McGill 2001]

Modul BK 5: Fortsetzung

Übungen M 1/M 2	*Ziel:* Reduktion der „Stiffness", Reduktion viskoelastischer Spannungen, Reduktion von Gelenkmomenten *Hinweise zur Durchführung:* Langsame, zyklische, gleichmäßige Mobilisation der Wirbelsäule in Flexion und Extension über das gesamte Bewegungsausmaß. Die Übung dient der Vorbereitung der nachfolgenden Kräftigungsübungen mit dem Ziel, die „Viskosität" der Wirbelsäule zu reduzieren und damit evtl. Widerstände und die Beanspruchung des passiven Systems zu senken. Die Übung dient nicht der Erweiterung der Beweglichkeit, deshalb soll das Ende jeder Bewegungsrichtung sanft erreicht werden, dann Umkehr der Bewegungsrichtung. Durchführung von 5–6 Zyklen [vgl. McGill 1998]. Weitere Übungen zur hubarmen/hubfreien Mobilisation s. z.B. Klein-Vogelbach [2005]
Dauer	Ca. 5–10 min
Medien	TN-Karten mit Übungen
Verknüpfungen	BK 2, EKA 3

Modul SK 1: Steuerungskompetenz

Hinführung zu körperlicher/gesundheitssportlicher Aktivität	
Ziel II.c: Steuerungskompetenz für eigenständige gesundheitssportliche Aktivität	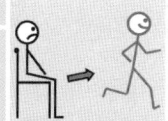

Steuerungskompetenz – Modul SK 1	
Modulziel	Vermittlung von Handlungswissen zur Trainingssteuerung eines eigenständigen Trainings der Kraftausdauer und Kraft der stabilisierenden Rumpfmuskulatur
Inhalt	Hinweise zur Trainingsteuerung
Methode	Erläuterung der Grundsätze zur Trainingssteuerung durch den Kursleiter gemeinsam mit der gesamten Gruppe
Hinweise zur Durchführung	• Die Grundsätze zur Trainingssteuerung sollen bereits in der 1. Stunde berücksichtigt werden, d.h. schon die 1. eingeführte Übung wird in dieser Form absolviert (vgl. Modul Rumpf 1). • Die Grundsätze zur Trainingssteuerung sollten durch den Kursleiter in einer der ersten Kursstunden noch einmal gemeinsam mit der gesamten Gruppe erläutert werden.
Hinweise zur Trainingssteuerung	*Mögliche Hinweise für die Kursteilnehmer:* Die im Kurs erarbeiteten und durchgeführten Übungsformen zur Kräftigung und Dehnung sind in Ihren Teilnehmerkarten noch einmal dargestellt und erläutert. So können Sie sich die einzelnen Übungen für das Training zu Hause noch einmal in Ruhe vor Augen führen und selbstständig durchführen. Damit Ihre Muskulatur gut gekräftigt und gedehnt wird, nehmen Sie sich etwas Zeit und führen Sie die Übungen am besten jeden Tag aus.

Modul SK 1: Fortsetzung

Hinweise zur Trainings-steuerung	Bitte denken Sie beim Training an die von uns erarbeiteten Grundsätze: • Nehmen Sie sich für die Durchführung Ihrer Übung Zeit. Als günstig erweist es sich, die Übungszeit in den täglichen Ablauf fest einzuplanen. • Alle Übungen werden langsam und gleichmäßig durchgeführt, am besten im ruhigen Rhythmus der Atmung (Anspannen = Ausatmung; Entspannen = Einatmen). • Gönnen Sie sich nach den ersten Übungsserien eine längere Pause (2–4 Minuten), in der Sie auch Dehnungsübungen ausführen können. • Die Kräftigungsübungen sollten für Sie etwas anstrengend sein (subjektives Belastungsempfinden 12–16). Die Anzahl der Wiederholungen bestimmen Sie selbst. Bitte wiederholen Sie die Übung so oft, bis sie das Gefühl haben, dass die Übungsausführung „etwas schwer" wird. Machen Sie dabei ungefähr zwischen 8 und 20 Wiederholungen. Machen Sie dann eine ca. 1-minütige Pause. Dann wiederholen Sie bitte die Übung. → So bekommen Sie einen Überblick über Ihre Fortschritte: Tragen Sie die ausgeführten Übungen, deren Wiederholungen und die Übungsserien in den Trainingsplan auf der nächsten Seite ein. → Nutzung des Trainingsplans
Dauer	Zu Beginn des Kurses ca. 10–15 min, mit zunehmender Anzahl selbstständig beherrschter Übungen bis zum Kursende ca. 30–45 min
Medien	• Teilnehmerkarte mit Hinweisen zur Trainingsdurchführung (**MBK 1/MSK 1**) • Teilnehmerkarte mit Trainingsplan zur Dokumentation von Übungswiederholungen und -intensität (**MBK 1/MSK 1**) • **Borg-Skala (MBK 1/MSK 1)**
Verknüpfung	BK 1, BK 2, EKA 4, Stabi 1 , ST 6– ST 8

Modul SK 2: Steuerungskompetenz

Hinführung zu körperlicher/gesundheitssportlicher Aktivität	
Ziel II.c: Steuerungskompetenz für eigenständige gesundheitssportliche Aktivität	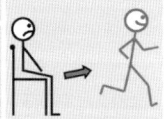

Steuerungskompetenz – Modul SK 2	
Modulziel	Vermittlung von Handlungswissen zur individuellen Belastungsdosierung und zur Planung von Ausdauertraining
Inhalt	Atemsteuerung, Pulssteuerung, subjektives Belastungsempfinden etc.
Methode	• Vortrag und Gruppengespräche zur Wissensvermittlung durch den KL (Einsatz von Medien), direkte Verbindung zum praktischen Üben und Trainieren • Aufgreifen der Wissensinhalte bei Rückmeldungen, Fragen und Probleme der TN
Hinweise zur Durchführung	Mit der Heranführung der TN an Walking und Laufen müssen Grundsätze der Belastungssteuerung erklärt und mit den TN praktisch umgesetzt werden. Die Informationsvermittlung sollte dabei nicht mehr als ca. 10–20 min in Anspruch nehmen: • Informationsinhalte auf mehrere Kursstunden verteilen • An vorhandene Kenntnisse anknüpfen und Meinungen der TN einbeziehen

Modul SK 2: Fortsetzung

Hinweise zur Durchführung	• Medien zur Unterstützung nutzen und im Übungsprozess auf die TN-Karten verweisen. Bereits vermitteltes Wissen kann so durch die TN nachvollzogen und gefestigt werden.
	Individuelle Belastungsdosierung:
	• Die Teilnehmer sollen lernen, ihre Belastung zunehmend selbstständig zu steuern. Fangen Sie zunächst an, die Belastung über die Atmung zu steuern. Dies sollte bereits mit der Einführung der Walking-Technik erfolgen (s. Modul BK 3).
	• Im weiteren Verlauf des Übungsprozesses wird nun die Belastung über die Puls- oder Herzfrequenz kontrolliert. Erklären Sie den TN die „Karvonen-Formel" und berechnen Sie mit ihnen die jeweilige individuelle Trainingsherzfrequenz (z.B.: beispielhaft auf einem Flipchart) [vgl. ACSM 2000]. Beginnen Sie mit 60% der Herzfrequenzreserve (HFR) und passen Sie die HFR individuell entsprechend des Leistungsvermögens der TN im Laufe der Kursstunden an.
	• Lassen Sie die TN von Anfang an ihre Herzfrequenz selbstständig kontrollieren. Üben Sie mit den TN das palpatorische Messen der Pulsfrequenz. Verfügen Sie oder einzelne TN in der Gruppe über elektronische Herzfrequenzmesser, dann erklären Sie die Kontrolle der Herzfrequenz mit diesem Gerät. Geben Sie aber zunächst der manuellen Pulsmessung den Vorzug. Die TN lernen Belastung wahrzunehmen und zu empfinden (vgl. EKA 3). Weisen Sie die TN darauf hin, dass sie ihr Bewegungstempo so gestalten, dass die individuell errechnete THF ohne größere Abweichungen eingehalten wird!
	• Benutzen Sie Pulskarten zur Dokumentation und Kontrolle (konnte die THF eingehalten werden?) und lassen Sie auch den Nachbelastungspuls erfassen! Erklären Sie warum! Die regelmäßige Nutzung von Pulskarten ermöglicht es den Teilnehmern, ihren Trainingsverlauf und die erzielte Verbesserung bewusst nachzuvollziehen.
	• Nutzen Sie auch bereits zu Beginn die Möglichkeiten zur Einschätzung des subjektiven Belastungsempfindens (Borg-Skala). Schätzen die TN ihre Belastung als etwas anstrengend ein (12–14), dann haben sie die Belastung richtig dosiert. Nutzen Sie Verbalisierung und Wahrnehmungslenkung, um den Teilnehmern dieses Belastungsempfinden bewusst werden zu lassen.
	Planung des Trainings:
	• Erstellen Sie einen Trainingsplan für die TN. Lassen Sie die TN praktisch erproben, wie man über Intervallbelastungen an eine Dauerbelastung von zunächst 15 min herangeführt werden kann. Erklären Sie den TN, wie die Belastung von Woche zu Woche zu steigern ist, nach dem Motto: „Besser öfter wenig, als einmal zu viel!"
	• Informieren Sie die TN über die Anpassungen des Körpers durch Training und über Belastung und Erholung!
	• Zeigen Sie den TN weiter, wie man sein Training dokumentieren kann!
	• Weisen Sie die TN darauf hin, dass nur regelmäßige Aktivität zu einem Fortschritt führt.
Dauer	Jeweils ca. 5–10 min
Medien	• Borg-Skala (**MBK 1/MSK 1**) • Teilnehmer-Karten: **MBK 3/MSK 2**
Verknüpfungen	BK 3

Modul EK 1: Entscheidungskompetenz

Hinführung zu körperlicher/gesundheitssportlicher Aktivität	
Ziel II.d: Entscheidungskompetenz für eigenständige gesundheitssportliche Aktivität	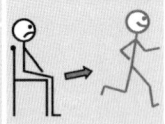

Entscheidungskompetenz – Modul 1 (EK 1)	
Modulziel	Vermittlung von Hintergrundwissen zur Funktion der Muskulatur in Bezug auf die Stabilisation der Wirbelsäule [Richardson et al. 1999; Panjabi 1992a, b]
Inhalt	Informationen zur muskulären Stabilisation der Wirbelsäule
Methode	Erläuterungen durch den Kursleiter, Erarbeitung der Zusammenhänge im Gespräch mit der Gruppe
Zu vermittelnde Wissensinhalte	Vgl. Module ST 7 und ST 8, Stabi 1 und Stabi 2
Dauer	Ca. 10–20 min je Kursstunde
Medien	• **MST 17–MST 21** • **MBK/MSK 1**
Verknüpfung	ST-Module, EKA 4, Stabi 1 und Stabi 2, BK 1

Modul EK 2: Entscheidungskompetenz

Hinführung zu körperlicher/gesundheitssportlicher Aktivität	
Ziel II.d: Aufbau von Entscheidungskompetenz für eigenständige gesundheitssportliche Aktivität	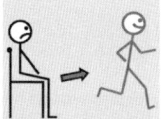

Entscheidungskompetenz – Modul EK 2	
Modulziel	Vermittlung von Hintergrundwissen zu den Effekten und Gesundheitswirkungen von Ausdauertraining
Inhalt	Wirkungen von Ausdauertraining auf Herz-Kreislauf-System, Stoffwechsel, Wohlbefinden etc.
Methode	Informationsvermittlung durch den KL in Form eines Vortrags und lockeren Gesprächen mit der Gruppe (Einsatz von Medien) und mit Bezug auf die praktischen Inhalte zum Üben und Trainieren
Hinweise zur Durchführung	In einem Gespräch werden den TN die positiven Wirkungen eines Ausdauertrainings auf die Gesundheit vermittelt. Dabei sollten die Gespräche nicht länger als ca. 10–15 min beanspruchen und mit entsprechenden Medien unterstützt werden. Beziehen Sie als KL im Sinne eines induktiven Vorgehens die TN mit ein. Fragen Sie nach, was die TN bereits wissen (z.B. auf Flipchart oder Folie zusammentragen), knüpfen Sie an dieses Wissen an!

Modul EK 2: Fortsetzung

Wissensver- mittlung	• Erläutern der positiven Wirkungen auf das Herz-Kreislauf-System. Welche Anpassun- gen treten auf? Gruppengespräch, Erläuterung z.B. mit Ruhepuls, Belastungspuls, Erholungspuls • Welche Anpassungserscheinungen gibt es auf den Stoffwechsel? Fragen an die Grup- pe: Was ist der Stoffwechsel? Wie kann man sich das vorstellen? Beispiel Verbren- nungsmaschine: „Treibstoffe" sind beim Menschen die Kohlenhydrate und Fette, o.Ä. • Welche Anpassungen des Blutdrucks sind zu erwarten? • Welche Wirkungen hat körperliche Aktivität/körperliches Training auf den Stoffwech- sel? Erläuterung der Wirkungen auf den Cholesterinspiegel. „Negatives" vs. „positi- ves" Cholesterin? Welchen Einfluss hat die Ernährung? etc.
Dauer	Ca. 10–15 min
Medien	• MEK 2
Verknüp- fungen	• Alle Module zu Zielbereich II, BK 3 • Alle Module zu Zielbereich III

Modul EK 3: Entscheidungskompetenz

Hinführung zu körperlicher/gesundheitssportlicher Aktivität	
Ziel II.d: Entscheidungskompetenz für eigenständige gesundheitssportliche Aktivität	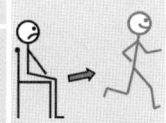

Entscheidungskompetenz – Modul EK 3	
Modulziel	Vermittlung von Wissen über die positiven Wirkungen von Entspannungsübungen
Inhalt	Physiologische und psychologische Wirkungen von Entspannungsübungen
Methode	Informationsvermittlung durch den KL in Gesprächen mit der Gruppe und in enger Bin- dung zu den praktischen Inhalten zum Üben und Trainieren
Hinweise zur Durchführung	In einem Gespräch kann ein Austausch zu den positiven Wirkungen von Entspannungs- übungen auf Wohlbefinden und Gesundheit erfolgen. Dabei sollten die Gespräche nicht länger als ca. 10–15 min beanspruchen und mit entsprechenden Medien unterstützt werden. Beziehen Sie als KL im Sinne eines induktiven Vorgehens die TN mit ein. Fragen Sie nach, was die TN bereits wissen (z.B. auf Flipchart oder Folie zusammentragen), knüpfen Sie an dieses Wissen an! Kopplung der Informationsvermittlung an praktische Erprobung, Verbalisierung von Wahrnehmungen und Empfindungen (Wahrnehmungslenkung).
Wissensver- mittlung	Physiologische Wirkungen sind: • Abnahme der Herzfrequenz (Pulskontrolle beim Erproben, das Herz schlägt langsa- mer!) • Abnahme der Atemfrequenz (Atemkontrolle beim Erproben, der Atem wird ruhiger und langsamer!) • Atmung erfolgt stärker in den Bauch • Muskuläre Verspannungen nehmen ab, der Muskeltonus wird geringer • Arme und Beine werden stärker durchblutet (Wärmegefühl beim Erproben!) • Körper verbraucht weniger Sauerstoff

Modul EK 3: Fortsetzung

Wissensver-mittlung	Psychologische Funktionsveränderungen sind: • Gefühl der inneren Ruhe und Gelassenheit • Verbesserte Konzentrations- und Leistungsfähigkeit • Außengeräusche werden weniger als störend empfunden • Einschlaf- und Durchschlafprobleme verringern sich
Dauer	Ca. 10 min
Medien	**ME 1, ME 2**
Verknüp-fungen	E 1, W 1–W 4, ACS 6

Modul W 1: Wohlbefinden

Hinführung zu körperlicher/gesundheitssportlicher Aktivität	
Ziel II.e: Wohlbefinden durch gesundheitssportliche Aktivität	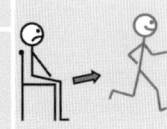

Wohlbefinden – Modul W 1	
Modulziel	Steigerung des Wohlbefindens durch Ausdaueraktivitäten
Inhalt	Walking und Laufen
Methode	Durchführung von Walking oder Laufen, Wahrnehmungslenkung, Verbalisierung
Hinweise zur Durchführung	Thematisieren Sie nach der Durchführung von Walking und Laufen das Befinden der TN. Werten Sie mit der Gruppe gemeinsam aus, wie die Belastung empfunden wurde. Wie fühlen Sie sich im Vergleich zu vor dem Laufen? Was hat sich verändert? Nach Belastung mit unterschiedlichen Intensitäten (vgl. BK 3): Bei welcher Belastung haben Sie sich besser gefühlt? Die wichtigsten Wirkungen des Ausdauertrainings auf die Psyche sind [Brehm, Pahmeier, Tiemann 2001]: • Steigerung des Wohlbefindens • Reduzierung von Angst- und Depressionszuständen • Steigerung des Selbstwertgefühls • Festigung des Selbstkonzepts • Verbesserte Stressbewältigung • Verbesserung der Merk- und Konzentrationsfähigkeit Fassen Sie auf der Grundlage der im Kurs bereits gesammelten Erfahrungen noch einmal zusammen, welche Voraussetzungen beim Trainieren zu beachten sind, um das Gefühl des Wohlbefindens zu verstärken und Anforderungen besser zu bewältigen. • Moderates Training mit mittlerem Anstrengungsempfinden, regelmäßiges Training, ausreichendes Training (Mindestanforderungen), individuell trainieren etc.
Dauer	Ca. 5–10 min
Medien	• Borg-Skala • **MW 1**
Verknüp-fungen	E 1, BK 3, SK

Modul W 2: Wohlbefinden

Hinführung zu körperlicher/gesundheitssportlicher Aktivität

Ziel II.e: Wohlbefinden durch gesundheitssportliche Aktivität

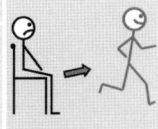

Wohlbefinden – Modul W 2	
Modulziel	Steigerung des Wohlbefindens durch rhythmische Aktivitäten
Inhalt	Rhythmische gymnastische Übungsformen, Geh- und Laufformen, ggf. zu Musik
Methode	Durchführung der Übungsformen, Wahrnehmungslenkung, Verbalisierung
Hinweise zur Durchführung	Rhythmische Aktivitäten können sehr vielfältig sein. Sie können mit dem Einsatz von Musik verbunden werden und eignen sich im Kurs z.B. als Geh- und Schrittkombinationen im Einführungsteil (besonders für die „Erwärmung"). Nutzen Sie diese Möglichkeit, um den TN einen Eindruck davon zu vermitteln, wie rhythmisches Bewegen nach Musik nicht nur das emotionale Befinden verbessert, sondern auch die Motivation der TN fördert. Immer wieder gibt es TN, die abgehetzt zum Kurs erscheinen, Probleme aus Beruf und persönlichem Umfeld mitbringen. „Holen Sie diese TN aus ihrem Alltag ab." Stimmen Sie die Übungen und die Wahl der Musik auf die Gruppe ab. Lassen Sie die TN mitentscheiden. Nehmen Sie Vorschläge, Wünsche und Hinweise auf! Überfordern Sie die TN nicht. Denken Sie an die hohen Anforderungen an die Koordination! Achten Sie auf eine mittlere Belastung! Wählen Sie Musik aus, bei der ein Grundrhythmus deutlich zu erkennen ist. Achten Sie auf einen 4/4-Takt und auf das Tempo der Musik. 100–130 Schläge/min werden für das Gehen empfohlen. Nutzen Sie Wahrnehmungslenkung und Verbalisierungen, um die Empfindungen bewusst zu machen! Weisen Sie auf weitere Möglichkeiten außerhalb des Kurses hin, z.B.: unterschiedliche Formen von Aerobic, Tanzen etc.
Übungen	• Gehen (Laufen) in Variationen auf Musik: vorwärts, rückwärts, seitwärts, auf unterschiedlichen Raumwegen (gerade, bogenförmig), mit kleinen und großen Schritten, in unterschiedlichen Formationen, in Verbindung mit unterschiedlichen Armbewegungen; ggf. schrittweise ein einfaches Aerobic-Programm zusammenstellen • „Aerobic" mit dem Gymnastikball: Alle aus Aerobic bekannten Schritte und Armbewegungen können im „Sitzen" auf großen Gymnastikbällen angewendet werden. • Aufwärmen mit Gymnastikball, mit Tennisbällen oder anderen Bällen, die Bälle im gleichen Rhythmus prellen, und/oder nach dem Rhythmus der Musik prellen
Dauer	Ca. 5–15 min
Verknüpfungen	E 1, BK 3, SK

Modul W 3: Wohlbefinden

Hinführung zu körperlicher/gesundheitssportlicher Aktivität	
Ziel II.e: Wohlbefinden durch gesundheitssportliche Aktivität	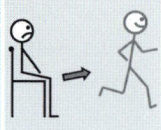

Wohlbefinden – Modul W 3	
Modulziel	Steigerung des Wohlbefindens durch Übungs- und Spielformen
Inhalt	Erlebnisorientierte Übungs- und Spielformen in der Gruppe
Methode	Durchführung der Übungs- und Spielformen, ggf. Wahrnehmungslenkung, Verbalisierung
Hinweise zur Durchführung	Kooperative Übungs- und Spielformen vermitteln Spaß, Geselligkeit, Spannung und Freude. Dies unterstützt die Motivation zu körperlicher Bewegung und fördert das psychische Wohlbefinden. Somit wird eine positive Einstellung und damit eine Bindung an körperliche Aktivität aufgebaut. Ebenso trägt das Miteinander und Kooperieren im Spiel zum Abbau sozialer Unterschiede bei, verbessert die Kommunikation und Integration, reduziert Hemmungen und Berührungsängste. Diese spielerischen Elemente sind zudem ein willkommener Ausgleich zu den Stundenteilen, die eher Konzentration und Ruhe erfordern. Dafür ist es erforderlich, einige methodische Aspekte zu beachten: • Übungs- und Spielformen auswählen, an denen sich alle beteiligen können • Teilnehmer nicht überfordern, eine mittlere Belastung ist angemessen • Im Eifer des Spiels mit entsprechender Sensibilität eingreifen, wenn es notwendig erscheint • Für klare Spielregeln sorgen, Raum für Veränderungen durch die TN lassen • Unfallgefahren verhindern! Eine Auswahl von kooperativen Übungs- und Spielformen finden Sie im Teilziel „Positivierung der Einstellung zu körperlicher Aktivität" (EKA 1–EKA 4). Verbinden Sie im Zusammenhang mit dem praktischen Üben und Erleben beide Ziele miteinander! Verbalisieren Sie die Erfahrungen der TN!
Dauer	Ca. 5–15 min
Verknüpfungen	EKA 1– EKA 4, E 1, BK 3, SK

Modul W 4: Wohlbefinden

Hinführung zu körperlicher/gesundheitssportlicher Aktivität	
Ziel II.e: Wohlbefinden durch gesundheitssportliche Aktivität	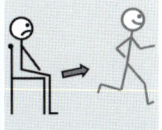

Wohlbefinden – Modul W 4	
Modulziel	Steigerung des Wohlbefindens durch Entspannungsübungen
Inhalt	Verschiedene Formen von Entspannungsübungen
Methode	Durchführung der Entspannungsübungen, ggf. Wahrnehmungslenkung, Verbalisierung
Hinweise zur Durchführung	• Für den letzten Teil der Kursstunde (Stundenausklang) eignet sich die Durchführung von einfachen Formen der Entspannung. Die Nutzung solcher Übungsformen dient einem angenehmen und ruhigem Ausklang der Stunde sowie der Reduktion eines vorher aufgebauten psychophysischen Erregungsniveaus. Hier eignen sich „naive" Entspannungstechniken wie Fantasiereisen (Vorlesen einer Geschichte), Igelballmassagen, Klopfungen, Streichungen etc. Die Nutzung von Entspannungsformen kann aber auch dazu dienen, Teilnehmer mit verschiedenen Formen der Entspannung bekannt zu machen und zu verdeutlichen, dass solche Verfahren erlernbar sind und eine Möglichkeit zur Verbesserung der Stressbewältigung darstellen. Hier eignet sich z.B. eine Kurzform der Progressiven Muskelentspannung, z.B. beschränkt auf die Durchführung der An- und Entspannungsübungen mit den oberen Extremitäten • Entsprechend können die möglichen Wirkungen der Entspannung vom Kursleiter verdeutlicht werden (Modul EK 3).
Übungs-formen	• Atementspannung • Igelballmassagen • Schüttelungen, Klopfungen, Streichungen, Massagen • Fantasiereisen • Progressive Muskelentspannung
Dauer	Ca. 10–20 min
Medien	Musik, Geschichten mit Fantasiereisen: **ME 1, ME 2**
Verknüp-fungen	E 1, W 1–W 3, EK 3, alle ACS-Module

6.3 Module zu Zielbereich III: Verbesserung der gesundheitsbezogenen Fitness bzw. die Vermeidung/Reduktion einer Dekonditionierung

Klaus Pfeifer

Modul Fit 1: Gesundheitsbezogene Fitness

Verbesserung der gesundheitsbezogenen Fitness	
Ziel III.a: Verbesserung von Kraft und Kraftausdauer der Rücken- bzw. Rumpfmuskulatur zur Vermeidung von bewegungsmangelbedingten Dekonditionierungszuständen	

Gesundheitsbezogene Fitness – Modul Fit 1	
Modulziel	Die Verbesserung der Kraft und Kraftausdauer der Rumpfmuskulatur kann bei einem regelmäßig über einen längeren Zeitraum durchgeführten individuellen Training erreicht werden. Innerhalb eines zeitlich begrenzten Kursprogramms kann dies nur in Ansätzen gelingen. Es ist daher von wesentlicher Bedeutung, innerhalb des Kurses so viel Handlungswissen zu vermitteln bzw. Bewegungs- und Steuerungskompetenz aufzubauen, dass im Anschluss an ein Kursprogramm eine eigenständige Weiterführung des regelmäßigen Übens und Trainierens erfolgt.
Inhalt	Für die Durchführung eignen sich alle Übungsformen aus den Modulen BK 1–BK 5.
Medien	MFit

Modul Fit 2: Gesundheitsbezogene Fitness

Verbesserung der gesundheitsbezogenen Fitness	
Ziel III.b: Verbesserung der Koordination von Rücken- bzw. Rumpfmuskulatur zur Stabilisation des Rückens	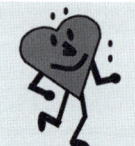

Gesundheitsbezogene Fitness – Modul Fit 2	
Modulziel	Die Koordination von Rücken- bzw. Rumpfmuskulatur lässt sich voraussichtlich bereits innerhalb eines zeitlich begrenzten Kursprogramms deutlich verbessern. Um die Nachhaltigkeit zu sichern, ist es sinnvoll, innerhalb des Kurses so viel Handlungswissen zu vermitteln bzw. Bewegungs- und Steuerungskompetenz aufzubauen, dass im Anschluss an ein Kursprogramm eine eigenständige Weiterführung des regelmäßigen Übens erfolgen kann.
Inhalt	Für die Durchführung eignen sich alle Übungsformen aus den Modulen Stabi 1 und Stabi 2, BK 1–BK 5.
Medien	MFit

Modul Fit 3: Gesundheitsbezogene Fitness

Verbesserung der gesundheitsbezogenen Fitness

Ziel III.c: Verbesserung der allgemeinen körperlichen Fitness (Ausdauer, Beweglichkeit) im Sinne der Förderung physischer Gesundheitsressourcen

Gesundheitsbezogene Fitness – Modul Fit 3	
Modulziel	Die Verbesserung der allgemeinen körperlichen Fitness kann bei einem regelmäßig über einen längeren Zeitraum durchgeführten individuellen Training erreicht werden. Innerhalb eines zeitlich begrenzten Kursprogramms kann dies aber nur in Ansätzen gelingen. Es ist daher von wesentlicher Bedeutung, innerhalb des Kurses so viel Handlungswissen zu vermitteln bzw. Bewegungs- und Steuerungskompetenz aufzubauen, dass im Anschluss an ein Kursprogramm eine eigenständige Weiterführung des regelmäßigen Übens und Trainierens erfolgt. Vor diesem Hintergrund beinhaltet das hier vorgeschlagene Kurskonzept die Einführung in Walking und Laufen als selbstständig durchführbare „Lifetime"-Sportarten sowie die Einführung in selbstständig durchführbare gymnastische Übungsformen!
Inhalt	Für die Durchführung eignen sich alle Übungsformen aus den Modulen BK 1–BK 5.
Medien	MFit

Modul Fit 4: Gesundheitsbezogene Fitness

Verbesserung der gesundheitsbezogenen Fitness

Ziel III.d: Kennenlernen von verschiedenen Formen gesundheitssportlicher Aktivität

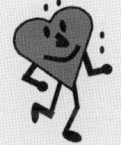

Gesundheitsbezogene Fitness – Modul Fit 4	
Modulziel	Verschiedene körperliche Aktivitäten kennenlernen und beurteilen können – die Verbesserung der allgemeinen körperlichen Fitness kann nur bei einem regelmäßig über einen längeren Zeitraum durchgeführten individuellen Training erreicht werden. Deshalb ist es von besonderer Bedeutung, die Kursteilnehmer mit verschiedenen Formen körperlicher und gesundheitssportlicher Aktivität bekannt zu machen, bei denen die im Kurs erlernten Bewegungs- und Steuerungskompetenzen umgesetzt werden können.
Inhalt	Informationen zu oder Erprobung von Ausdaueraktivitäten wie Walking, Nordic-Walking, Laufen, Wandern, Radfahren, Schwimmen, Inline-Skating und Rudern
Methode	• Gespräche und Demonstration durch den KL, ggf. Demonstration durch eine „Sportgruppe" (Hospitation), evtl. eigenes Erproben • Anknüpfen an die Gespräche zu der Bedeutung eines regelmäßigen Trainings (vgl. EK 1–EK 3)

Modul Fit 4: Fortsetzung

Hinweise zur Durchführung	Die TN wissen aus den Kursstunden, dass regelmäßige körperliche Aktivität die allgemeine körperliche Fitness und das Wohlbefinden fördern und dass es wichtig ist, auch nach dem Kurs weiter körperlich aktiv zu bleiben. In dem Kurs haben sie dafür verschiedene körperliche Aktivitäten und entsprechende Übungen kennengelernt. Nun ist das Interesse der TN an verschiedenen körperlichen Aktivitäten nicht gleich und wird auch sehr wesentlich von den zur Verfügung stehenden Möglichkeiten und Rahmenbedingungen bestimmt. Wie sind die örtlichen (Park, Gelände) und strukturellen (Vereine, Gesundheitszentren, Fitnessstudios) Voraussetzungen? Wollen die TN eine körperliche Aktivität lieber individuell oder in der Gruppe mit Familienmitgliedern, Freunden, Bekannten oder Gleichgesinnten ausüben? Daher sollen die TN weitere Formen körperlicher Aktivität kennenlernen. Das kann mithilfe eines Vortrags, eines Gesprächs oder einer Demonstration erfolgen. In einem Gespräch kann der KL die TN fragen: • Welche körperlichen Aktivitäten kennen Sie? Haben Sie eine der Aktivitäten bereits ausprobiert? Was hat Ihnen gefallen, was hat Ihnen nicht gefallen? • Welche körperliche Aktivität würden Sie gern ausüben? • Besteht in Ihrem örtlichen Umfeld die Möglichkeit, diese Aktivität auch auszuüben? • Was meinen Sie: Welche sportlichen Aktivitäten sind aus gesundheitlicher Perspektive besonders geeignet? Im Verlauf des Gesprächs sollte geklärt werden, welche sportlichen Aktivitäten für den Einzelnen günstig und realistisch sind und von welchen abzuraten ist. Dabei können Verbindungen zu den Modulen zur Steuerungs- und Entscheidungskompetenz (SK, EK) hergestellt werden.
Dauer	Ca. 10–90 min, je nach Möglichkeit
Medien	**MFit**
Verknüpfungen	BK, SK, EK

Modul Fit 5: Gesundheitsbezogene Fitness

Verbesserung der gesundheitsbezogenen Fitness
Ziel III.d: Kennen lernen von verschiedenen Formen gesundheitssportlicher Aktivität

Gesundheitsbezogene Fitness – Modul Fit 5	
Modulziel	Körperliche Aktivitäten im Alltag fördern und die Wirkungen beurteilen können
Inhalt	Informationen zu Alltagsaktivitäten wie zu Fuß gehen, Treppen steigen, das Fahrrad benutzen, Gartenarbeit, Hausarbeit etc.
Methode	• Wissensvermittlung durch den KL zu der Bedeutung und den Wirkungen von regelmäßigen Alltagsaktivitäten • Anknüpfen an die Informationen zur Bedeutung eines regelmäßigen Trainings/einer regelmäßigen körperlichen Aktivität (vgl. EK 1–EK 3, SK 1 und SK 2) • Eigenes Erproben durch die TN

Modul Fit 5: Fortsetzung

Hinweise zur Durchführung	Die TN sollen erfahren, dass regelmäßige körperliche Aktivität in Beruf und Alltag gleichermaßen die allgemeine körperliche Fitness und das Wohlbefinden fördern. → Botschaft: Auch regelmäßige Alltagsaktivitäten oder Aktivitäten im Beruf führen zu Beanspruchungen mit positiven Wirkungen auf die Gesundheit. Das kann sehr eindrucksvoll am Energieumsatz (METs) erklärt und mit einer Erprobung der TN (z.B. Treppen steigen, subjektives Belastungsempfinden) verbunden werden. Die TN berichten z.B. wie viel Treppen und Stockwerke sie täglich steigen. Das wird auf einen wöchentlichen Energieverbrauch umgerechnet. Wie hoch sind die Mindestanforderungen? In einem Gespräch kann der KL die TN fragen: • Welche körperlichen Aktivitäten üben Sie im Laufe des Tages in Alltag und Beruf aus? • Wie würden Sie ihre Belastung dabei einschätzen (Borg-Skala)? • Was meinen Sie, wie könnten Sie in Beruf und Alltag aktiver werden? • Überlegen Sie, welche Aktivitäten können Sie in Beruf und Alltag regelmäßig „einbauen" (z.B. ein Stück zu Fuß gehen auf dem täglichen Weg zur Arbeit, das Auto muss nicht am „Eingang" stehen! Die Treppe benutzen, auch wenn ein Fahrstuhl vorhanden ist!)
Dauer	Ca. 10 min
Medien	• **MFit** • Wirkungen von körperlicher Aktivität in Beruf und Alltag – METs • Energieumsatz am Beispiel „Treppen steigen" oder „zu Fuß gehen"
Verknüpfungen	EK, SK, BK

Modul Fit 6: Gesundheitsbezogene Fitness

Verbesserung der gesundheitsbezogenen Fitness
Ziel III.e: Aufbau von Kooperationen mit örtlichen Sportvereinen, Fitness- und Gesundheitszentren etc. 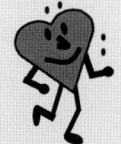

Gesundheitsbezogene Fitness – Modul Fit 6	
Modulziel	Einsteiger und Wiedereinsteiger in den Gesundheitssport betreiben ihre Aktivitäten i.d.R. lieber gemeinsam mit anderen innerhalb von Gruppen. Dies findet seinen Ausdruck oft darin, dass am Ende eines Rückenkurses der Wunsch nach Fortsetzung des Angebots besteht. Hier bietet sich die Gelegenheit, entweder eigene weiterführende Angebote zu machen (Aufbaukurse) oder die Vernetzung mit anderen Anbietern zu suchen. Mittlerweile haben viele Sportvereine spezielle Gesundheitssport-Angebote im Programm, die sich insbesondere für eine Weiterführung der erlernten Aktivitäten eignen. Entsprechende Angebote sind mit dem Qualitätssiegel des Deutschen Sportbund „SPORT PRO GESUNDHEIT" versehen. Eine Übersicht findet sich unter www.sportprogesundheit.de. Weitere Angebote finden sich bei den Kostenträgern, bei Volkshochschulen oder vermehrt auch bei kommerziellen Anbietern (Fitness- und Gesundheitszentren).
Inhalt	Informationen zu und Kooperationen mit anderen Anbietern

6.4 Hilfsmodule zur Verhaltensänderung und zum didaktisch-methodischen Vorgehen

Frank Hänsel, Klaus Pfeifer

Die nachfolgend beschriebenen Hilfsmodule verfolgen nicht mehr explizit die in Kapitel 5.1 beschriebenen Zielsetzungen. Sie dienen vielmehr der Unterstützung bei der Planung und Durchführung von Kursstunden. Sie beinhalten zunächst unterstützende Maßnahmen für die Ansteuerung von Verhaltensän- derungen (Selbstmanagement – Module SM 1–SM 4) wie sie als Ziele in den Zielberei- chen I und II beschrieben sind. Weiterhin sind Hilfsmodule für die Beeinflussung der Arbeitsatmosphäre in den Kursstunden be- schrieben (Änderungsmotivation – Module A 1 und A 2).

Modul SM 1: Selbstmanagement-Modul

Hilfsmodule	
Ziel: Aufbau von Selbstmanagement	

Selbstmanagement-Modul SM 1	
Modulziel	Verdeutlichen von Grundlagen und Strategien der Verhaltensänderung: Selbstbeobach- tung, Planung, Abschirmung
Inhalt	Reflexion der Motivation für regelmäßige Bewegungsaktivitäten; Hilfestellung bei Stra- tegien für die Umsetzung
Methode	Informationsvermittlung durch den Kursleiter, Gruppengespräch
Hinweise zur Durchführung	• Einführung in das Thema: Wir alle wollten schon einmal Verhaltensweisen ändern – wer hatte noch keine guten Neujahrsvorsätze? Meistens jedoch ist die Einhaltung der guten Vorsätze nur von kurzer Dauer. Häufiger Grund dafür ist, dass – man sich mit seinem geplanten Verhalten nicht wirklich identifizieren kann, es irgendwie „aufgezwungen" ist. → "Stimmt mein Ziel/mein Vorhaben wirklich mit meinen persönlichen Interessen und Werten überein?" (Folie MSM 1) – die Verhaltensänderungen nicht systematisch geplant und überprüft werden (Folie MSM 2) – die möglichen Hindernisse, die dem neuen Verhalten im Weg stehen könnten, nicht bedacht werden (Folie MSM 2). • Folgendes Vorgehen sollte bei einer geplanten Verhaltensänderung eingehalten wer- den: – Das bisherige Verhalten muss genau beobachtet und reflektiert werden (z.B. „Ich habe festgestellt, dass ich mich in meinem Alltag kaum bewege und Bewegung bei mir momentan nur einen geringen Stellenwert hat"). Ein Selbstbeobachtungs- bogen kann helfen, den eigenen eingefahrenen Gewohnheiten auf die Schliche zu kommen (Folie MSM 3). – Darauf aufbauend muss eine Zielintention erarbeitet werden (z.B. „Ich möchte mich mehr bewegen und regelmäßig laufen gehen"). – Die Zielintention muss präzise formuliert und genau festgelegt werden (z.B. „Ich gehe mit meiner Freundin jeden Dienstag um 19.00 Uhr im Stadtpark laufen.").

Modul SM 1: Fortsetzung

Hinweise zur Durchführung	– Mögliche Barrieren und Hindernisse werden berücksichtigt, und es wird auch gleich festgelegt, wie man die Barrieren aus dem Weg räumen kann (z.B. „Ich weiß, dass ich mich zuhause, abends nach der Arbeit, nur schwer aufraffen kann. Also komme ich gar nicht nach Hause und gehe direkt nach der Arbeit laufen." Folie MSM 4)
	– Zielintentionen sollten zeitlich fixiert werden, um ihre Bedeutung und Gültigkeit zu erhöhen. Dies kann z.B. durch ein Bewegungsbuch geschehen (Folie MSM 5). In das Buch werden alle Aktivitäten eingetragen und es kann mit einem Haken gleich vermerkt werden, ob die Aktivitäten tatsächlich durchgeführt wurden.
	– Eine Art „Vertrag" mit sich selbst kann die Verbindlichkeit der geplanten Aktivität erhöhen. Er wird schriftlich fixiert und es werden auch gleich Konsequenzen festgelegt: eine Belohnung bei Einhaltung, eine kleine Bestrafung (Spende an wohltätige Einrichtung etc.) bei Nichteinhaltung der Vereinbarung (Folie MSM 6).
Dauer	Ca. 15–20 min
Medien	MSM 1–6 Strategien der Verhaltensänderung
Verknüpfung	Alle Module der Zielbereiche I und II

Modul SM 2: Selbstmanagement-Modul

Hilfsmodule	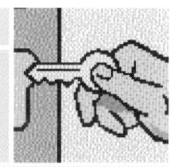
Ziel: Aufbau von Selbstmanagement	

Selbstmanagement-Modul SM 2	
Modulziel	Hinführung der Teilnehmer zu eigenständiger, systematischer Beobachtung ihres Verhaltens im Alltag
Inhalt	Möglichkeiten zur Selbstbeobachtung, Selbstbeobachtungsbogen
Methode	Informationsvermittlung durch den Kursleiter, Gruppengespräch
Hinweise zur Durchführung	• Einführung in das Thema, z.B. „Sie haben nun eine Entspannungsübung/Bewegungsübung und rückengesundes Alltagsverhalten kennengelernt. Wenn Sie an Ihren Alltag denken, was meinen Sie, wie häufig werden Sie das durchführen/sich daran halten/daran denken? ... (Teilnehmer schätzen lassen) ... Um Ihnen die Umsetzung in den Alltag anschaulicher zu machen und diese zu erleichtern, bieten wir Ihnen ein kleine Hilfe an; mit diesem Selbstbeobachtungsbogen können Sie notieren, wie oft Sie eine Entspannungsübung/Bewegungsübung und rückengesundes Alltagsverhalten durchgeführt haben."
	• Folie auflegen und erklären: 1. immer bei sich führen; 2. möglichst direkt nach dem erwünschten Verhalten/der Ausführung notieren; 3. und zwar mit einem Strich im entsprechenden Kästchen des Bogens; 4. bei Problemen zu 1. und 2.: in den Arbeitspausen notieren, in vorher definierten, begrenzten Zeitintervallen (z.B. während der Arbeit, zu Hause usw.) notieren, bei der Selbstbeobachtung unerwünschten Verhaltens vor der Ausführung protokollieren.
	• Eventuell in einem Rollenspiel einüben (z.B. Sitzen am Arbeitsplatz), damit klar ist, ob die Methode praktikabel ist und vom Teilnehmer beherrscht wird.

Modul SM 2: Fortsetzung

Hinweise zur Durchführung	• Gesprächsführung in Richtung „aktives Umgehen mit Hindernissen" → Botschaft: auch andere Teilnehmer haben Schwierigkeiten, Änderungen gehen nicht von selbst, Frage: Was könnte mir helfen, mich zu unterstützen?
	• Hinweis: nächste Stunde dazu Rückmeldung geben lassen.
	Anmerkung: Für die Umsetzung und Einübung der Selbstbeobachtung eignet sich auch die Verwendung eines Bewegungsbuches oder einer Trainingskarte, in der die Teilnehmer die eigenständige Durchführung gymnastischer Übungen oder von Ausdaueraktivitäten eintragen können. Beim Einsatz solcher Selbstbeobachtungsbögen kann der Übungs- und Trainingserfolg bewusst nachvollzogen werden (vgl. Module SK 1 und SK 2).
Dauer	Ca. 15–20 min
Medien	Selbstbeobachtungsbogen **MSM 2**
Verknüpfung	Alle Module der Zielbereiche I und II

Modul SM 3: Selbstmanagement-Modul

Hilfsmodule	
Ziel: Aufbau von Selbstmanagement	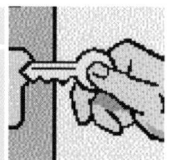

Selbstmanagement-Modul SM 3	
Modulziel	Wahrnehmungslenkung auf Hindernisse und Barrieren bei Verhaltensänderungen
Inhalt	Hindernisse und Barrieren bei Verhaltensänderungen
Methode	Gruppengespräch, Gruppenarbeit
Hinweise zur Durchführung	• Einführung in das Thema, z.B. „Eigene Verhaltensweisen zu ändern, ist häufig gar nicht so einfach. Der Wunsch allein reicht nicht, es muss auch der feste Wille bestehen, eine Veränderung bei sich selbst zu erreichen. Dazu ist die Einsicht, dass ein bestimmtes Verhalten die Rückengesundheit fördert, der erste Schritt. Schwieriger wird es dann häufig bei der Umsetzung dieser Einsicht im Alltag (z.B. die Durchführung von Bewegungspausen). Vielleicht ist Ihnen das ja auch schon bei sich selbst aufgefallen?"
	• Fragen an die Gruppe, z.B.: Welche Hindernisse und Schwierigkeiten haben Sie selbst erlebt? Welche Schwierigkeiten gab es bei Verhaltensänderung (z.B. Spaziergang um den Block nach dem Abendessen?) Wann ging es gut, wann nicht? Woran lag das?
	• Sammlung von Teilnehmermeinungen, ggf. schriftliche Sammlung auf Flipchart od. Folie
	• Gesprächsführung in Richtung „aktives Umgehen mit Hindernissen" → Botschaft: Auch andere Teilnehmer haben Schwierigkeiten, Änderungen gehen nicht von selbst, Frage: Was könnte mir helfen, mich zu unterstützen?
	• Hinweis: nächste Stunde dazu Rückmeldung geben lassen
Dauer	Ca. 10–15 min
Medien	**MSM 1–MSM 6**
Verknüpfung	Alle Module der Zielbereiche I und II

Modul SM 4: Selbstmanagement-Modul

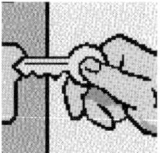

Hilfsmodule	
Ziel: Aufbau von Selbstmanagement	

Selbstmanagement-Modul SM 4	
Modulziel	Unterstützung der Verhaltensänderung, Transfer in den Alltag
Inhalt	Informationen zur Signalpunkttechnik
Methode	Informationsvermittlung durch den Kursleiter, Gruppengespräch
Hinweise zur Durchführung	• Einführung in das Thema, z.B. „Sie haben nun/in der vorigen Stunde eine Entspannungsübung/Bewegungsübung und rückengesundes Alltagsverhalten kennengelernt. Möglicherweise haben Sie sich auch schon gefragt, wie Sie das in Ihren Alltag integrieren/einsetzen können. Um dies zu unterstützen, bieten wir Ihnen eine kleine Hilfe an; Sie bekommen von uns solche ‚Signalpunkte‘ (zeigen). Was können Sie damit tun? Denken Sie einmal an eine Verkehrsampel, wir sind daran gewöhnt, wenn die Ampel auf Grün schaltet, dass wir den Gang einlegen, die Kupplung kommen lassen, während wir Gas geben, und losfahren; schaltet die Ampel auf Rot, sind wir es gewöhnt, auszukuppeln, zu bremsen und anzuhalten; im Alltag kennen wir viele Zeichen, die uns zu bestimmten Tätigkeiten auffordern; so sind auch diese Signalpunkte gemeint; sie sollen Ihnen sozusagen sagen ‚Stopp! Anhalten, auskuppeln und für ein paar Sekunden innehalten!‘ So wie beim roten Licht der Ampel; was sollen Sie ganz konkret tun? Sie bringen jeweils einen Punkt an einen Gegenstand Ihrer täglichen Umgebung an, den sie regelmäßig jeden Tag, aber nicht zu häufig sehen (Badezimmerspiegel, Kühlschrank, Geldbörse, Telefon etc.); jedes Mal, wenn Sie einen solchen Punkt sehen, dann halten Sie einen Moment mit Ihrer Tätigkeit inne, die Sie gerade ausführen. Sie nehmen sich einen Moment Zeit und richten Ihre Aufmerksamkeit auf Ihren Körper und führen aus/korrigieren Entspannungsübung/Bewegungsübung/Alltagsverhalten/Haltung (Aufgabe beschreiben) …“ • Signalpunkte verteilen und Fragen klären • Gesprächsführung in Richtung „aktives Umgehen mit Hindernissen“ → Botschaft: auch andere Teilnehmer haben Schwierigkeiten, Änderungen gehen nicht von selbst, Frage: Was könnte mir helfen, mich unterstützen? *Hinweis:* nächste Stunde dazu Rückmeldung geben lassen
Dauer	Ca. 10–15 min
Medien	**MSM 7:** Farbige Klebepunkte (wie sie im Bürofachhandel erhältlich sind; evtl. mit Symbol bedruckt, z.B. Smiley)
Verknüpfung	Alle Module der Zielbereiche I und II

Modul A 1: Änderungsmotivations-Modul

Hilfsmodule

Ziel: Schaffung günstiger Ausgangsbedingungen und Aufbau von Änderungs-motivation

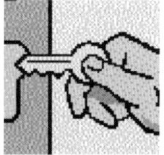

Änderungsmotivations-Modul A 1

Modulziel	Kennenlernen der Teilnehmer, Erarbeitung der Zielsetzung für den Kurs
Inhalt	Erwartungen, Zielsetzungen, Erfahrungen der Teilnehmer
Methode	Paar- oder Kleingruppeninterview
Hinweise zur Durchführung	• Paar- oder Kleingruppeninterview zwischen (unbekannten) Teilnehmern; dem/den Interviewpartner(n) wird berichtet, mit welchem Anliegen man in die Gruppe gekommen ist • Themenvorschläge für das Interview sind: Was erhoffen Sie sich von der Gruppe? Welche Ziele setzen Sie sich? Was würden Sie heute machen, wenn Sie nicht hier wären? • In der Gruppe wird berichtet, was man im Interview erfahren hat → Ziele: sich näher kennenzulernen und von anderen Teilnehmern Wünsche, Ziele und auch Ängste hinsichtlich der Teilnahme zu erfahren • Vorlage „Ziele" wird verteilt und bearbeitet *Anmerkung:* An Stelle der Interviewform eignet sich je nach Gruppenkonstellation auch die Durchführung eines Gruppengesprächs mit Moderation durch den Kursleiter. Die Bearbeitung der Ziele sollte wenigstens ein zweites Mal erfolgen (noch besser insgesamt 3x), dann Hinweise darauf, was sich verändert hat und Besprechung der Ziele.
Dauer	Ca. 20–25 min
Medien	**MA 1**
Verknüpfung	Alle Module der Zielbereiche I und II

Modul A 2: Änderungsmotivations-Modul

Hilfsmodule

Ziel: Schaffung günstiger Ausgangsbedingungen und Aufbau von Änderungs-motivation

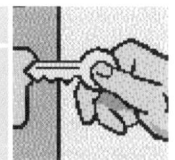

Änderungsmotivations-Modul A 2

Modulziel	Vermittlung der Funktion der Gruppe und des individuellen Umgangs mit Aufgaben
Inhalt	Informationen über Gruppenfunktion und -verhalten bei Aufgabenbewältigung
Methode	Metaphorische Geschichte, die ein erlebnisorientiertes Nachvollziehen und Verstehen fördert

Modul A 2: Fortsetzung

Hinweise zur Durchführung	• Einführung in das Thema, z.B.: „Viele von Ihnen nehmen vielleicht das erste Mal an einer solchen Gruppe teil; in einer Gruppe sein, in einer Gruppe ein Ziel erreichen, hat viele Vorteile; es ist aber natürlich anders, als wenn man für sich allein lernt oder ein Ziel erreichen will; … hören Sie dazu die folgende Geschichte …"
	• Die metaphorische Geschichte „Bergwandern" im Erzählstil vortragen [Jungnitsch 1992].
	• Fragen an die Gruppe, z.B.: Was haben Sie schon Ähnliches selbst erlebt oder kennen das bei anderen? Was heißt das für den Kurs?
	• Sammlung von Teilnehmermeinungen, ggf. schriftliche Sammlung auf Flipchart od. Folie
	• Gesprächsführung in Richtung „Aufgabe – Ich – Gruppe" → Botschaft: Menschen sind unterschiedlich, und das kann mein Leben bereichern, Verhalten und Erleben eines Teilnehmers in der Gruppe ist nicht falsch oder richtig
	• U.U. „Gruppenregeln" einführen [Basler, Kröner-Herwig 1998], Folie auflegen und Kopien verteilen
Dauer	Ca. 10–15 min, mit Gruppenregeln ca. 20–25 min
Medien	• **MA 2a:** metaphorische Geschichte „Bergwandern" • **MA 2b, c:** Gruppenregeln sowie Erläuterungen
Verknüpfung	Alle Module der Zielbereiche I und II

6.5 Beispiel: Grundkurs „Rückengesundheit"

Klaus Pfeifer

Nachfolgend wird stichpunktartig ein möglicher Aufbau eines zehnstündigen Grundkurses zur Prävention von Rückenschmerz bzw. zur Förderung der Rückengesundheit skizziert. Die einzelnen Kurseinheiten folgen dem in Kapitel 5.2 beschriebenen Schema und bauen inhaltlich aufeinander auf. Dabei wird der hier vorgestellte Ablauf nicht als festes Programm verstanden. Er soll vielmehr als strukturierter Rahmen dienen, in dem Kursleiter flexibel verschiedene Inhalte und Methoden verknüpfen können, um auf die beschriebenen Zielsetzungen hinzuarbeiten. Die hier exemplarisch beschriebenen Inhalte sollen dabei je nach Voraussetzung und Fortschritt der Gruppe variiert werden. Dazu gehören u.a. auch die variable Verknüpfung von kognitiven und motorischen Lernzielen sowie die Berücksichtigung der in Kapitel 4.5 genannten Grundsätze.

Für die ersten drei Kurseinheiten sind exemplarisch die Modulzuordnungen dargestellt [eckige Klammern].

1. Kurseinheit
Einführungsteil

◢ Klärung von Zielen und Inhalten des Kurses, Abgleich mit Erwartungen der Teilnehmer, Klärung organisatorischer Fragen [Modul A 1]

Informationsteil

◢ Woher kommen Rückenschmerzen? → Ursachen und Entstehung von Rückenschmerzen [Module ST 1, EKA 5]
◢ Verlauf und Verbreitung von Rückenschmerzen [Modul ST 2]
◢ Ruhe oder Aktivität bei Rückenschmerz? – Bewegung tut dem Rücken gut → Hinweis auf aktuelle Erkenntnisse, Bedeutung von körperlicher Aktivität und einseitigen Belastungen [Modul ST 5]

Praxisteil [Module EKA 1–EKA 4]

◢ Vermittlung positiver Bewegungserfahrungen durch motorisch mäßig anspruchsvolle Bewegungsformen und Bewegungsspiele (Freude, Spaß, Erlebnis) [Module EKA 1–EKA 5]

◢ Bewegungs- und Spielformen zum Kennenlernen [Module EKA 1–EKA 5]

◢ Übungsformen zum Thema „einseitige Belastung" (z.B. Empfindungen beim Pendeln des Armes vs. Halten des Armes) [Module EKA 1–EKA 5]

◢ Erlernen erster funktionsgymnastischer Übungsformen (ca. 2–3 Übungen von insgesamt höchstens 8–10 Übungen) [Module BK 1, BK 2]

◢ Aufbau von Selbststeuerungskompetenz zur Funktionsgymnastik (subjektives Belastungsempfinden „etwas schwer" bis „schwer") [Modul SK 1]

◢ Entspannungsteil: „Fantasiereise" [Modul E 1]

Ausklang

◢ Gesprächsrunde zum Verlauf der Stunde [Modul A 1]

◢ Aufforderung zur Selbstbeobachtung bzgl. körperlicher Aktivität und einseitiger Belastung [Modul SM 2]

2. Kurseinheit

Einführungsteil

◢ Gesprächsrunde, Rückblick auf die letzte Stunde und die gewonnenen Erfahrungen [Module A 1, A 2]

Informationsteil

◢ Stellenwert von Rückenschmerzen als Erkrankung, Schmerz vs. Bandscheiben- oder Wirbelsäulen-Schaden [Module ST 3, EKA 5]

◢ Wiederholung von Fakten zum Rückenschmerz – Rückenschmerz ≠ schwerwiegende Erkrankung etc. [Modul ST 3]

◢ Ruhe oder Aktivität bei Rückenschmerz – Bewegung tut dem Rücken gut → Hinweis auf aktuelle Erkenntnisse [Modul ST 5]

Praxisteil

◢ Vermittlung positiver Bewegungserfahrungen durch motorisch mäßig anspruchsvolle Bewegungsformen und Bewegungsspiele (Freude, Spaß, Erlebnis, Körperwahrnehmung) [Module EKA 1–EKA 5]

◢ Bewegungs- und Spielformen zum Kennenlernen [Module EKA 1–EKA 5]

◢ Erste Übungsformen zur Hinführung zum Walking und Laufen [Modul BK 3]

◢ Wiederholung und Ergänzung der funktionsgymnastischen Übungsformen, Erlernen weiterer Übungen (ca. 2–4 weitere Übungen von insgesamt höchstens 8–10 Übungen) [Module BK 1, BK 2]

◢ Durchführung selbst gesteuerter Funktionsgymnastik (subjektives Belastungsempfinden „etwas schwer" bis „schwer"), Einführung eines „Trainingsplans" zur Selbstbeobachtung [Modul SK 1]

◢ Entspannungsteil: Einführung in die progressive Muskelentspannung. [Module E 1, W 4]

Ausklang

◢ Gesprächsrunde zum Verlauf der Stunde [Modul A 1]

◢ Aufforderung zur Selbstbeobachtung bzgl. körperlicher Aktivität und einseitiger Belastung, Aufforderung zur selbstständigen Durchführung der erlernten Übungsformen und der Nutzung der Trainingsdokumentation [Module SM 2, SM 3]

3. Kurseinheit

Einführungsteil

◢ Gesprächsrunde, Rückblick auf die letzte Stunde und die gewonnenen Erfahrungen, Besprechung der Trainingsdokumentation [Module A 1, SM 1]

Informationsteil

◢ Aufbau und Funktion des Rückens und der Muskulatur – Schwerpunkt: Muskeln bewegen und stabilisieren die Wirbelsäule [Module ST 6, ST 7]

◢ Aufbau und Funktion der Bandscheiben – „Ernährung" der Bandscheibe → Bedeutung regelmäßiger Bewegung (hier: Bewegungspausen zur Verknüpfung kognitiver Lernziele mit positiven Bewegungserfahrungen!) [Module ST 8, EKA 5]

Praxisteil

◢ Übungsformen zur Wahrnehmung von Anspannung und Entspannung der Muskulatur bei der Wirbelsäulenstabilisation zur praktischen Erprobung der vermittelten Informationen (Verknüpfung kognitiver und motorischer Lernziele) → Spielform: „Pendelspiel" (Aufbau von Körperspannung, Erfahrung von Stabilität, Vertrauenserfahrungen in die eigene muskuläre Kontrolle der Körperhaltung, Bewegung von Lasten) [Modul EKA 4]

◢ Vermittlung positiver Bewegungserfahrungen durch Bewegungsformen und Bewegungsspiele (Freude, Spaß, Erlebnis, Körperwahrnehmung) [Module EKA 2–EKA 4]

◢ Weitere Übungsformen zum Walking und Laufen (Einführung Walkingtechnik, Lauftechnik) → kurze Belastungsphasen [Module BK 3, SK 2]

◢ Wiederholung und Ergänzung der funktionsgymnastischen Übungsformen, Erlernen weiterer Übungen (ca. 2–4 weitere Übungen von insgesamt höchstens 8–10 Übungen) [Module BK 1, BK 2, SK 1]

◢ Durchführung selbst gesteuerter Funktionsgymnastik (subjektives Belastungsempfinden „etwas schwer" bis „schwer"), Nutzung des „Trainingsplans" zur Selbstbeobachtung [Modul SK 1]

◢ Entspannungsteil: Weiterführung der progressiven Muskelentspannung. [Module E 1, W 4]

Ausklang

◢ Gesprächsrunde zum Verlauf der Stunde [Modul E 1]

◢ Aufforderung zur Selbstbeobachtung bzgl. muskulärer Stabilisation bei körperlichen Belastungen im Alltag, Aufforderung zur selbstständigen Durchführung der erlernten Übungsformen und der Nutzung der Trainingsdokumentation [Module SM 2, SM 3]

4. Kurseinheit

Einführungsteil

◢ Gesprächsrunde, Rückblick auf die letzte Stunde und die gewonnenen Erfahrungen, Besprechung der Trainingsdokumentation

Informationsteil

◢ Positive Wirkungen von körperlicher Aktivität und Training auf Herz-Kreislauf-System, Stoffwechsel und Bewegungsapparat („Bewegung tut dem Körper gut!")

◢ Informationen zur Anpassung der Funktionssysteme des Körpers an Belastung (Übungshäufigkeit, Übungsintensität, Superkompensation etc.)

◢ Informationen zur Belastungssteuerung (Herzfrequenzen, subjektives Belastungsempfinden)

Praxisteil

◢ Vermittlung positiver Bewegungserfahrungen durch Bewegungsformen und Bewegungsspiele (Freude, Spaß, Erlebnis, Körperwahrnehmung)

◢ Weitere Übungsformen zum Walking und Laufen (Einführung Walkingtechnik, Lauftechnik) → kurze Belastungsphasen mit Intensitätssteuerung (Herzfrequenz, subjektives Belastungsempfinden)

◢ Wiederholung und Ergänzung der funktionsgymnastischen Übungsformen, Erlernen weiterer Übungen (ca. 2–4 weitere Übungen von insgesamt höchstens 8–10 Übungen)

- Durchführung selbst gesteuerter Funktionsgymnastik (subjektives Belastungsempfinden), Nutzung des „Trainingsplans" zur Selbstbeobachtung
- Entspannungsteil: Weiterführung der progressiven Muskelentspannung

Ausklang
- Gesprächsrunde zum Verlauf der Stunde
- Aufforderung zur selbstständigen Durchführung der erlernten Übungsformen und der Nutzung der Trainingsdokumentation

5. Kurseinheit
Einführungsteil
- Gesprächsrunde, Rückblick auf die letzte Stunde und die gewonnenen Erfahrungen, Besprechung der Trainingsdokumentation

Informationsteil
- Repetitorium „Rückenschmerz und Bewegung" (Wiederholung und Diskussion der Themen der ersten Kurseinheiten)
- Informationen zur Belastungssteuerung, Einführung Pulskarte zur Trainingsdokumentation im Ausdauertraining, Ermittlung individueller Belastungsherzfrequenzen (Karvonen-Formel)

Praxisteil
- Spiel- und Übungsformen zur Erwärmung
- Weitere Übungsformen zum Walking und Laufen → Verlängerung der Belastungsphasen mit Intensitätssteuerung (Herzfrequenz, subjektives Belastungsempfinden) und Nutzung der Pulskarte
- Durchführung selbst gesteuerter Funktionsgymnastik (subjektives Belastungsempfinden), Nutzung des „Trainingsplans" zur Selbstbeobachtung, ggf. Variation und Erweiterung der funktionsgymnastischen Übungsformen
- Entspannungsteil: Weiterführung der progressiven Muskelentspannung

Ausklang
- Gesprächsrunde zum Verlauf der Stunde
- Aufforderung zur selbstständigen Durchführung der erlernten Ausdaueraktivitäten und der Nutzung der Trainingsdokumentation

6. Kurseinheit
Einführungsteil
- Gesprächsrunde, Rückblick auf die letzte Stunde und die gewonnenen Erfahrungen, Besprechung der Trainingsdokumentation

Informationsteil
- Möglichkeiten zum Umgang mit Rückenschmerz, Vermittlung von „Coping–Stilen": „Vermeider" vs. „Konfrontierer"
- Vermittlung von Aktivierungsstrategien: Beibehalten von Aktivitäten, Vermeidung einseitiger Belastungen
- Vermittlung von Entlastungsmöglichkeiten (z.B. Stufenlagerung, Ausgleichsgymnastik, Kutscherhaltung etc.)

Praxisteil
- Spiel- und Übungsformen zur Erwärmung
- Ausdauertraining mit Akzentuierung der Selbststeuerung (Puls, subjektives Belastungempfinden) → Erhöhung der Intervalldauer bzw. Dauermethode und Nutzung der Pulskarte
- Durchführung selbst gesteuerter Funktionsgymnastik (subjektives Belastungsempfinden), Nutzung des „Trainingsplans" zur Selbstbeobachtung, ggf. Variation und Erweiterung der funktionsgymnastischen Übungsformen, Durchführung der bisher erarbeiteten Übungen in einem festen Programmablauf (wird in den folgenden Stunden zum Standardprogramm)
- Entspannungsteil: Weiterführung der progressiven Muskelentspannung

Ausklang
- Gesprächsrunde zum Verlauf der Stunde
- Aufforderung zur selbstständigen Durchführung der erlernten Ausdaueraktivitäten und der Nutzung der Trainingsdokumentation

7. Kurseinheit
Einführungsteil
- Gesprächsrunde, Rückblick auf die letzte Stunde und die gewonnenen Erfahrungen, Besprechung der Trainingsdokumentation

Informationsteil
- Haltungen und Bewegungen im Alltag und bei der Arbeit: Vermittlung von Bewegungstechniken zur Reduktion von Beanspruchungen des Rückens bei belastenden Bewegungen und Haltungen → Bewegung und Haltung beim Sitzen, Liegen und Stehen
- Einseitige Belastungen, Bewegungspausen, Entlastungsmöglichkeiten

Praxisteil
- Spiel- und Übungsformen zur Erwärmung
- Übungsformen zu Haltung und Bewegung beim Sitzen, Liegen, Stehen
- Übungsformen zur Erhöhung der muskulären Stabilisation bei Alltagstechniken (Rumpfstabilisation)
- Selbst gesteuertes Ausdauertraining (Puls, subjektives Belastungsempfinden) → Erhöhung der Intervalldauer bzw. Dauermethode und Nutzung der Pulskarte
- Durchführung selbst gesteuerter Funktionsgymnastik: Standardprogramm
- Entspannungsteil: Weiterführung der progressiven Muskelentspannung

Ausklang
- Gesprächsrunde zum Verlauf der Stunde
- Aufforderung zur Selbstbeobachtung bei Bewegungshandlungen im Alltag; Motivation zur selbstständigen Durchführung der erlernten Ausdaueraktivitäten

8. Kurseinheit
Einführungsteil
- Gesprächsrunde, Rückblick auf die letzte Stunde und die gewonnenen Erfahrungen, Besprechung der Trainingsdokumentation

Informationsteil
- Haltungen und Bewegungen im Alltag/bei der Arbeit: Vermittlung von Bewegungstechniken zur Reduktion von Beanspruchungen des Rückens bei belastenden Bewegungen und Haltungen → Bücken, Heben, Tragen, Schieben, Ziehen
- Einseitige Belastungen, Bewegungspausen, Entlastungsmöglichkeiten

Praxisteil
- Spiel- und Übungsformen zur Erwärmung
- Übungsformen zum Bücken, Heben, Tragen mit realen Alltagsgegenständen (z.B. Kiste Wasser)
- Übungsformen zum Erlernen der muskulären Stabilisation bei Alltagstechniken (Rumpfstabilisation); „Erst denken, dann heben!"
- Selbst gesteuertes Ausdauertraining (Puls, subjektives Belastungsempfinden) → Erhöhung der Intervalldauer bzw. Dauermethode und Nutzung der Pulskarte
- Durchführung selbst gesteuerter Funktionsgymnastik: Standardprogramm
- Entspannungsteil: Weiterführung der progressiven Muskelentspannung

Ausklang
- Gesprächsrunde zum Verlauf der Stunde
- Aufforderung zur Selbstbeobachtung bei Bewegungshandlungen im Alltag; Motivation zur selbstständigen Durchführung der erlernten Ausdaueraktivitäten

9. Kurseinheit

Einführungsteil

◢ Gesprächsrunde, Rückblick auf die letzte Stunde und die gewonnenen Erfahrungen, Besprechung der Trainingsdokumentation

Informationsteil

◢ Repetitorium zu Haltungen und Bewegungen im Alltag und bei der Arbeit
◢ Informationen zum Umgang mit Stressbelastungen, niedriger Arbeitszufriedenheit, Darstellung von Hilfen, Strategien und Ansprechpartnern

Praxisteil

◢ Spiel- und Übungsformen zur Erwärmung
◢ Wiederholung von Übungsformen zum Bücken, Heben, Tragen und Übungsformen zur Festigung der muskulären Stabilisation bei Alltagstechniken (Rumpfstabilisation); „Erst denken, dann heben!"
◢ Selbst gesteuertes Ausdauertraining (Puls, subjektives Belastungsempfinden) → Erhöhung der Intervalldauer bzw. Dauermethode und Nutzung der Pulskarte oder alternative Formen des Ausdauertrainings, z.B. ausdauerorientiertes Tischtennis
◢ Durchführung selbst gesteuerter Funktionsgymnastik: Standardprogramm
◢ Entspannungsteil: Weiterführung der progressiven Muskelentspannung

Ausklang

◢ Gesprächsrunde zum Verlauf der Stunde
◢ Aufforderung zur Selbstbeobachtung bei Bewegungshandlungen im Alltag; Motivation zur selbstständigen Durchführung der erlernten Ausdaueraktivitäten

10. Kurseinheit

Einführungsteil

◢ Gesprächsrunde, Rückblick auf die letzte Stunde und die gewonnenen Erfahrungen, Besprechung der Trainingsdokumentation

Informationsteil

◢ Ggf. weiterführende Gesprächsrunden zum Umgang mit Stressbelastungen, niedriger Arbeitszufriedenheit, Darstellung von Hilfen, Strategien und Ansprechpartnern
◢ Informationen zu weiterführenden Aktivitätsmöglichkeiten in Folgekurs, Sportverein oder bei kommerziellen Anbietern, Vermittlung von Ansprechpartnern

Praxisteil

◢ Spiel- und Übungsformen zur Erwärmung
◢ Selbst gesteuertes Ausdauertraining (Puls, subjektives Belastungsempfinden) → Erhöhung der Intervalldauer bzw. Dauermethode und Nutzung der Pulskarte oder alternative Formen des Ausdauertrainings, z.B. ausdauerorientiertes Tischtennis
◢ Durchführung selbst gesteuerter Funktionsgymnastik: Standardprogramm
◢ Entspannungsteil: Weiterführung der progressiven Muskelentspannung

Ausklang

◢ Gesprächsrunde zum Verlauf der Stunde
◢ Motivation zur selbstständigen Nutzung der erlernten Kompetenzen

6.6 Verknüpfung von Zielsetzungen und Inhalten – Beispiele

Klaus Pfeifer

Die beschriebenen Zielsetzungen und Inhalte stehen teilweise in enger Beziehung zueinander. So ist z.B. der Aufbau von individueller Verhaltens- und Handlungskompetenz einerseits von der Vermittlung relevanten Wissens abhängig und gleichzeitig direkt an die Erfahrung von Selbstwirksamkeit bzw. an positive Bewegungserfahrungen gebunden, die einen Transfer des erworbenen Wissens in die eigene Lebenspraxis erlauben. Exemplarisch ist dies in den Tabellen 6.2 und 6.3 zur Beeinflussung des Angstvermeidungsverhaltens bzw. zum Aufbau adäquater Coping-Strategien verdeutlicht.

Tab. 6.2: Beispiel Beeinflussung des Angstvermeidungsverhaltens

Wissensvermittlung	Sammlung positiver Bewegungserfahrung	Erfahrung von Selbstwirksamkeit/Aufbau von Bewegungskompetenz
• RS ist keine schwerwiegende Erkrankung • Bewegung tut dem Rücken gut! *Notwendiges Hintergrundwissen* • Aufbau und Funktion des Rückens • Rolle der Muskulatur für Stabilisation, Haltung und Bewegung des Rückens • Bandscheiben-„Ernährung" und Bewegung • Bewegung fördert allgemein die Körperfunktion (Durchblutung, Stoffwechsel, „Ernährung")	• Zielgruppenspezifische gymnastische Übungsformen (motorisch anspruchsvoll, aber nicht überfordernd) • Adäquate Bewegungsspiele • Übungsformen mit Erlebnischarakter • Rhythmische Aktivitäten zur Musik	• Aufbau von Selbststeuerungskompetenzen • Selbst gesteuerte Funktionsgymnastik, sukzessive Vermittlung eines individuellen Gymnastikprogramms • Selbst gesteuertes Ausdauertraining

Übungsformen mit direktem Bezug zu kognitiven Lernzielen
• „Armpendel"
• Körperwahrnehmung zu Spannung und Entspannung von Muskulatur („Pendelspiel")
• Rhythmisch-dynamische Bewegungspausen

Bezüge zu weiteren Zielen und Inhalten
• Hinführung zu selbst gesteuerten Aktivitäten in der Freizeit
• Coping-Strategien

Tab. 6.3: Beispiel Coping-Umgang mit auftretendem Schmerz

Schmerzbewertung	Handlungsmöglichkeiten zur Schmerzbewältigung	
Wissensvermittlung	Wissensvermittlung	Übungs- und Bewegungsformen
• Rückenschmerz ist keine schwerwiegende Erkrankung • Nur in seltenen Fällen Schaden an der WS als Ursache (z.B: BS-Vorfall) und nur in seltenen Fällen Kontraindikation für Bewegung • I.d.R. Rekonvaleszenz nach Tagen oder wenigen Wochen • Rückenschmerzen nur dann wirklich problematisch, wenn massive Symptome einhergehen, wie Lähmungen, Sensibilitätsstörungen, Inkontinenz etc.	• Vermittlung der Coping-Stile („Vermeider" vs. „Konfrontierer") und deren Vor- und Nachteile • Vermittlung von Aktivierungsstrategien: Beibehalten von Aktivitäten, Vermeidung einseitiger Belastung • Vermittlung von Entlastungsmöglichkeiten • Umgang mit Medikamenten (Absprache mit dem Arzt)	• Vermittlung von Entlastungshaltungen und -bewegungen • Vermittlung von Entspannungsübungen • Vermittlung von Bewegungsformen zur Gestaltung von Bewegungspausen • Leichte gymnastische Aktivitäten mit wohltuendem, entspannendem Charakter (z.B Dehnungsübungen, rhythmisch dynamisches Gehen etc.)

Literatur

ACSM – American College of Sports Medicine (2000). ACSM's guidelines for exercise testing and prescription. Lippincott Williams & Wilkins, Philadelphia

Adolph H, Steinbrecher-Damm A (1995) Themenorientierte Kleine Spiele. Universität Gesamthochschule Kassel. In: Kaul, P, Zimmermann, KW (Hrsg) Psychomotorik in Forschung und Praxis, Bd 26, Gesamthochschul-Bibliothek, Kassel

Ajzen, I, The theory of planned behaviour. Organ Behav Hum Decis Process (1991), 50, 179–211

Alexandre NMC et al., Evaluation of a program to reduce back pain in nursing personnel (2001). Rev Saúde Pública 35(4), 356–361

Allmer H (1998) Stress und seelische Belastung. In: Bös K, Brehm W, Gesundheitssport – Ein Handbuch. Hofmann, Schorndorf, 279–288

Bandura A (1979) Sozial-kognitive Lerntheorie. Klett-Cotta, Stuttgart

Banzer W, Pfeifer K, Vogt L (Hrsg) (2004) Sportmedizinische Funktionsdiagnostik des Bewegungssystems. Springer, Berlin, Heidelberg, New York

Basler HD (2001) Chronische Kopf- und Rückenschmerzen – Trainerhandbuch. Psychologisches Trainingsprogramm. Vandenhoeck & Ruprecht, Göttingen

Basler HD et al. (Hrsg) (1999) Psychologische Schmerztherapie. Springer, Berlin, Heidelberg, New York

Basler HD, Kröner-Herwig B (Hrsg) (1998) Psychologische Therapie bei Kopf- und Rückenschmerz. Urban & Vogel, München

Borg G (1985) An Introduction to Borg's RPE Scala. Ithaca, NY: Mouvement

Bortz WM, The disuse syndrome. West J Med (1984) 141, 691–694

Bös K (2004) Walking und mehr: Schritt für Schritt zur Fitness. Meyer & Meyer, Aachen

Bös K, Mommert-Jauch P, Opper E (2004) Walking. Meyer & Meyer, Aachen

Bös K, Banzer W (1998) Ausdauer und Widerstandsfähigkeit. In: Bös K, Brehm W, Gesundheitssport – Ein Handbuch. Hofmann, Schorndorf, 147–159

Bös K (1994) Handbuch Walking. Meyer & Meyer, Aachen

Brehm, W, Sygusch R (2003) Prävention in Sportvereinen. In: Jerusalem M, Weber H (Hrsg), Psychologische Gesundheitsförderung. Hogrefe, Göttingen, 479–497

Brehm W et al. (2002) Psychosoziale Ressourcen – Arbeitshilfen für Übungsleiter. Deutscher Turnerbund, Frankfurt

Brehm W, Pahmeier I, Tiemann M (2001) Gesund und Fit – Gesundheitssportprogramme für Erwachsene. Hofmann, Schorndorf

Brehm W (1998) Stimmung und Stimmungsmanagement. In: Bös K, Brehm W, Gesundheitssport – Ein Handbuch. Hofmann, Schorndorf, 201–211

Broome A, Jellicoe H (1989) Mit dem Schmerz leben. Anleitung zur Selbsthilfe. Huber, Bern

Buchbinder R, Jolley D, Wyatt M, Effects of a media campaign on back pain beliefs and its potential influence on management of low back pain in general practice. Spine (2001a) 26(24), 2535–2542

Buchbinder R, Jolley D, Wyatt M, Population based intervention to change back pain beliefs and disability: three part evaluation. Br Med J (2001b), 322, 1516–1520

Bullinger M, Kirchberger I (1998) Fragebogen zum Gesundheitszustand (SF-36). Hogrefe, Göttingen

Burton AK (2005) How to prevent low back pain. Best Pract Res Clin Rheumatol, 19(4), 541–555

Burton AK, Information and advice to patients with back pain can have a positive effect. Spine (1999), 24(23), 2484–2491

Carlssonn CA, Nachemson A (2000) Neurophysiology of back pain: current knowledge. In: Nachemson AL, Jonsson E, Neck and back pain. Lippincott Williams & Wilkins, Philadelphia, 149–163

Casser HR, Das multimodale interdisziplinäre Therapieprogramm beim chronifizierten Rückenschmerz. Orthopäde (1999), 28, 946–957

Cholewicki J, McGill SM, Mechanical stability of the in vivo lumbar spine: implications for injury and low back pain. Clin Biomech (1996), 11, 1–15

Cochrane AL (1972) Effectiveness and Efficiency. Random Reflections on Health Services. Nuffield Provincial Hospitals Trust, London

Diemer W, Burchert H (2002) Chronische Schmerzen. In: Robert Koch-Institut (Hrsg) Gesundheitsberichterstattung des Bundes, Heft 7. Robert Koch Institut, Berlin

Dillmann U, Behinderungseinschätzung bei chronischen Schmerzpatienten. Schmerz (1994), 8, 100–110

Donchin M et al., Secondary Prevention of low-back pain. Spine (1990), 15, 1317–1320

Ebenbichler GR et al., Sensory-motor control of the lower back: implication for rehabilitation. Med Sci Sports Exerc (2001), 33(11), 1889–1898

European Guidelines for Prevention in Low Back Pain (2004). http://www.backpaineurope.org, (04.03.05)

Fanello S et al., Evaluation of a training program for the prevention of lower back pain among hospital employees. Nursing and Health Sciences (2002), 4, 51–54

Flor H, Herrmann C (2004) Kognitiv-behaviorale Therapie. In: Basler HD et al. (Hrsg), Psychologische Schmerztherapie. Springer, Berlin, Heidelberg, New York, 589–602

Flor H, Birbaumer N, Turk DC (1987) Ein Diathese-Stress-Modell chronischer Rückenschmerzen: Empirische Überprüfung und therapeutische Implikationen. In: Gerber WD, Miltner W, Mayer K (Hrsg), Verhaltensmedizin: Ergebnisse und Perspektiven empirischer Forschung, 37–54. Edition Medizin, Weinheim

Frankel B, Guidelines for low back pain: changes in GP management. Fam Pract (1999), 16, 216–222

Frettlöh J, Validität des Mainzer Stadienmodells der Schmerzchronifizierung bei unterschiedlichen Schmerzdiagnosen. Schmerz (2003), 17, 240–251

Fydrich T, Sommer G (2003) Diagnostik sozialer Unterstützung. In: Jerusalem M, Weber H (Hrsg), Psychologische Gesundheitsförderung. Hogrefe, Göttingen, 79–104

Geiger LV (1999) Gesundheitstraining: biologische und medizinische Zusammenhänge – gezielte Bewegungsprogramme zur Prävention. BLV, Wien

Gemeinsame und einheitliche Handlungsfelder und Kriterien der Spitzenverbände der Krankenkassen zur Umsetzung von § 20 Abs. 1 und 2 SGB V vom 21. Juni 2000 in der Fassung vom 10. Februar 2006. www.g-k-v.de/index.php?idcatside=806, www.g-k-v.de/media/Rundschreiben/Leitfaden_Praevention_2006.pdf (05.09.06)

Gerbershagen HU, Organisierte Schmerzbehandlung – Eine Standortbestimmung. Internist (1986), 27, 459–469

Gerdle B, Effect of a general fitness program on musculoskeletal symptoms, clinical status, physiological capacity and perceived work environment among home care service personnel. J Occup Rehabil (1995). 5, 1–16

Glomsrød B, „Active Back School", prophylactic management for low back pain: Three-year follow-up of a randomised controlled trial. J Rehabil Med (2001), 33, 20–26

Göbel H, Epidemiologie und Kosten chronischer Schmerzen. Schmerz (2001), 15, 92–98

Greitemann B, Dippelt S, Büschel C, Integriertes Orthopädisch-Psychosomatisches Konzept zur medizinischen Rehabilitation von Patienten mit chronischen Schmerzen des Bewegungsapparates – Langfristige Effekte und Nachhaltigkeit eines multimodalen Programmes zur Aktivierung und beruflichen Umorientierung. Z Orthop. Ihre Grenzgeb. 2006, 144: 255–266

Gundewall B, Liljeqvist M, Hansson T, Primary prevention of back symptoms and absence from work. Spine (1993), 18, 587–594

Guzmán J et al. (2006), Multidisciplinary biopsycho-social rehabilitation for chronic low back pain. Cochrane Database Syst Rev (2002), (1),CD000963. DOI: 10-1002/14651858.CD000963

Hartivgsen J, Is sitting-while-at-work associated with low back pain? A systematic, critical literature review. Scand J Public Health (2000), 28, 230–239

Hasenbring M (2001), Biopsychosoziale Aspekte bei akuten und chronischen Rückenschmerzen. In: Zielke M, von Keyserlingk H, Hackhausen W, Angewandte Verhaltensmedizin in der Rehabilitation. Pabst, Lengerich

Hasenbring M, Pfingsten M (2004) Psychologische Mechanismen der Chronifizierung – Kosequenzen für die Prävention. In: Basler HD et al. (Hrsg), Psychologische Schmerztherapie. Springer, Berlin, Heidelberg, New York

Hayden JA et al., Meta-Analysis: Exercise therapy for nonspecific low back pain. Ann Intern Med (2005), 142, 765–775

Hayden JA, Van Tulder MW, Tomlinson G, Systematic review: Strategies for using exercise therapy to improve outcomes in chronic low back pain. Ann Intern Med (2005), 142, 776–785

Henrich G, Herschbach P (2000) Fragen zur Lebenszufriedenheit (FLZ-M). In: Ravens-Sieberer U, Cieza A (Hrsg), Lebensqualität und Gesundheitsökonomie in der Medizin, 98–110. ecomed, Landsberg

Heymans MW et al. Back schools for non-specific low-back pain. Cochrane Database Syst Rev (2004), Issue 2. Art.No. CD000261.pub2. DOI: 10.1002/14651858.CD000261.pub2.

Hides JA, Jull GA, Richardson CA, Long-term effects of specific stabilizing exercises for first-episode low back pain. Spine (2001), 26(11), 243–248

Hildebrandt J et al. (2003) Göttinger Rücken-Intensiv-Programm (GRIP): Manual. Congress Compact, Berlin

Hildebrandt J et al., Das Göttinger Rücken Intensiv Programm (GRIP) – ein multimodales Behandlungsprogramm für Patienten mit chronischen Rückenschmerzen, Teil 1. Schmerz, (1996), 10, 190–223

Hirtz P, Hotz A, Ludwig G (2003) Bewegungsgefühl. Hofmann, Schorndorf

Hirtz P, Hotz A, Ludwig G (2000) Gleichgewicht. Hofmann, Schorndorf

Höffler D, Lassek R, Tiaden DJ (2000) Kreuzschmerzen – Therapieempfehlungen der deutschen Ärzteschaft. Arzneimittelkommission der Deutschen Ärzteschaft, Köln (siehe z.B. www.ddb.de)

Huber G (1991) Gesundheit beim Training – Kreative Spielformen. In: Landesarbeitsgemeinschaft für Gesundheitserziehung Baden-Württemberg e.V. (Hrsg), Fit und gesund im Sportverein. VUD Verl. u. Dr., Freudenstadt-Grüntal

Hunt SM, McKenna SP, The QLDS: a scale for the measurement of quality of life in depression. Health Policy (1992), 22(3), 307–319

Jull GA, Richardson CA, Motor control problems in patients with spinal pain: a new direction for therapeutic exercise. J Manipulative Physiol Ther (2000), 23(2), 115–117

Jungnitsch G (1992) Schmerz- und Krankheitsbewältigung bei rheumatischen Erkrankungen. Psychologische Hilfen im Einzel- und Gruppentraining. Quintessenz, München

Kanfer FH, Reinecker H, Schmelzer D (2006) Selbstmanagement-Therapie: ein Lehrbuch für die klinische Praxis. Springer, Berlin, Heidelberg, New York

Kellett KM, Kellett DA, Nordholm LA, Effects of an exercise program on sick leave due to back pain. Phys Ther (1991), 71, 283–293

Kempf HD (Hrsg) (1999) Rückenschule – Grundlagen, Konzepte und Übungen. Urban & Fischer, München, Jena

Klein-Vogelbach S (2005) Funktionelle Bewegungslehre: Therapeutische Übungen. Springer, Berlin, Heidelberg, New York

Klein-Vogelbach S (2000) Funktionelle Bewegungslehre. Springer, Berlin, Heidelberg, New York

Kohlmann T, Raspe H, Der Funktionsfragebogen Hannover zur alltagnahen Diagnostik der Funktionsbeeinträchtigung durch Rückenschmerzen. Die Rehabilitation (1996) 35, I–VIII

Kohlmann T, Raspe HH, Zur Graduierung von Rückenschmerzen. Ther Umsch (1994), 51(6), 375–380

Kolb M (2004) Spiele für den Herz- und Alterssport: Perspektive und Praxis einer spielorientierten Bewegungstherapie. Meyer & Meyer, Aachen

Korff M von et al., Grading the severity of chronic pain. Pain (1992), 50, 133–149

Larsen K, Weidick F, Leboeuf-Yde C, Can passive prone extension of the back prevent back problems? A randomized, controlled intervention trail of 314 military conscripts. Spine (2002), 27(24), 2747–2752

Letham J et al., Outline of a fear-avoidance model of exaggerated pain perception. Part 1. Behav Res Ther (1983), 21, 401–408

Linton SJ, Ryberg M, A cognitive-behavioural group intervention as prevention in neck and back pain in a non-patient population. Pain (2001), 90, 83–90

Linton SJ, van Tulder MW, Preventive Interventions for Back and Neck Pain Problems? Spine (2001), 26(7), 778–787

Linton SJ (2000) Pychological risk factors for neck and back pain. In: Nachemson AL, Jonsson E, Neck and back pain. Lippincott Williams & Wilkins, Philadelphia, 57–78

Linton SJ, Andersson T, Can chronic disability be prevented? A randomized trial of a cognitive-behavior intervention and two forms of information for patients with spinal pain. Spine (2000), 25(21), 2825–2831

Linton SJ, van Tulder MW (2000) Preventive Interventions for Back and Neck Pain. In: Nachemson AL, Jonsson E, Neck and back pain. Lippincott Williams & Wilkins, Philadelphia, 127–147

Linton SJ, Hellsing A, Bergström G, Exercise for workers with musculoskeletal pain: Does enhancing compliance decrease pain? J Ocup Rehabil (1996), 6, 177–190

Lønn JH et al., „Active Back School", prophylactic management for low back pain. Spine (1999) 24(9), 865–871

Loisel P et al., Implementation of a participatory ergonomics program in the rehabilitation of workers suffering from subacute back pain. Appl Ergon (2001), 32(1), 53–60

Lühmann D, Prävention von Rückenschmerz – Grundlagen und mögliche Interventionsstrategien. Bewegungstherapie und Gesundheitssport (2005) 21(4) 138–145

Lühmann D, Müller VE, Raspe H (2003) Prävention von Rückenschmerzen. Expertise im Auftrag der Bertelsmann Stiftung, unveröffentlicht

Lühmann D, Kohlmann T, Raspe H (1998) Die Evaluation von Rückenschulprogrammen als medizinische Technologie. Nomos, Baden-Baden

Main CJ, Waddell G (1998) Psychologic distress. In: Waddell G, The back pain revolution. Churchill Livingstone, New York

Mannion AF et al., Lumbale Rückenschmerzen – Vergleich von drei aktiven Therapieverfahren. Man Med Osteopath Med (2001), 39, 170–176

Mannion AF et al., A randomized clinical trial of three active therapies for chronic low back pain. Spine (1999), 24, 2435–2448

Mayer TG, Gatchel RJ (1988) Functional restoration for spinal disorders: the sports medicine approach. Lea & Febiger, Philadelphia

Mayring P (2003) Gesundheit und Wohlbefinden. In: Jerusalem M, Weber H (Hrsg), Psychologische Gesundheitsförderung. Hogrefe, Göttingen, 1–15

McGill SM, Low back stability: from formal description issues for performance and rehabilitation. Exerc Sports Sci Rev (2001) 29(1), 26–31

McGill SM, Low back exercises: evidence for improving exercise regimens. Phys Ther (1998), 78(7), 754–65

McGill SM, Norman RW (1993) Low back biomechanics in industry: the prevention of injury through safer lifting. In: Grabiner MD (Ed), Current issues in biomechanics. Human Kinetics, Champaign, Illinois, 69–120

Melzack R, The short-form McGill Pain Questionnaire. Pain (1987), 30(2), 191–197

Moffett JK et al., Randomised controlled trial of exercise for low back pain: clinical outcomes, costs, and preferences. BMJ (1999), 319; 7205, 279–283

Müller E (2006) Du spürst unter deinen Füßen das Gras. Fischer, Frankfurt

Müller E (2002) Wenn der Wind über Traumwiesen weht. Fischer, Frankfurt

Müller E (1995) Auf der Silberlichtstraße des Mondes. Fischer, Frankfurt

Müller K et al., Koordinationstraining und Lebensqualität – Eine Längsschnittuntersuchung bei Pflegepersonal mit Rückenschmerzen. Gesundheitswesen (2001), 63, 609–618

Nachemson A, Vingard E (2000) Assessment of patients with neck and back pain, a best-evidence synthesis. In: Nachemson AL, Jonsson E, Neck and back pain. Lippincott Williams & Wilkins, Philadelphia, 189–235

Nachemson A, Waddell G, Norlund AI (2000) Epidemiology of neck and low back pain. In: Nachemson A, Jonsson E, Neck and back pain, The scientific evidence, causes, diagnosis and treatment. Lippincott, Williams & Wilkins, Philadelphia, 165–187

Nagel B et al., Entwicklung und empirische Überprüfung des Deutschen Schmerzfragebogens der DGSS. Schmerz (2002), 16, 263–270

Neubauer E et al., Welche Fragen sind geeignet, ein Chronifizierungsrisiko von akuten Rückenschmerzen vorherzusagen? Eine prospektive klinische Studie. Z

Orthop Ihre Grenzgeb (2005a), 143(3), 299–301

Neubauer E et al., HKF-R 10 – Screening for predicting chronicity in acute low back pain (LBP): A prospective clinical trial. Eur J Pain, (2006),Aug; 10 (6): 559–66. Epub 2005 Oct 3

Nilges P, Ljutow A, Die Rolle von multidisziplinären Schmerzbehandlungsteams in der Therapie chronischer Rückenschmerzen. Rheumatologie in Europa (1999), 28, 22–24

Nilges P (2000) „Das Rückenbuch" – Mainz, DRK-Schmerz-Zentrum, ISBN 3-9807132-2-9

Olschewski A (1996) Progressive Muskelentspannung: Stressbewältigung und Gesundheitsprävention mit klassischen und neuen Übungen nach Jacobson. Haug, Heidelberg

Pahmeier I (1998) Barrieren vor und Bindung an gesundheitssportliche Aktivität. In: Bös K, Brehm W, Gesundheitssport – Ein Handbuch. Hofmann, Schorndorf, 124–133

Pandolf KB (Ed), Dose-response issues concerning physical activity and health: an evidence based symposium. Med Sci Sports Exerc (2001), 33, S345–S641

Panjabi MM, The Stabilizing System of the Spine. Part I. Function, Dysfunction, Adaptation, and Enhancement. J Spinal Disord (1992a), 4, 383–389

Panjabi MM, The Stabilizing System of the Spine. Part II. Neutral Zone and Instability Hypothesis. J Spinal Disord (1992b), 4, 390–397

Pfeifer K (2004) Prävention von Rückenschmerzen durch bewegungsbezogene Interventionen. Expertise im Auftrag der Bertelsmann Stiftung und der Akademie für Manuelle Medizin. Gütersloh, unveröffentlicht

Pfeifer K et al. (2001) Motorische Funktionstests. In: Bös K (Hrsg), Handbuch Motorische Tests. Göttingen, Hogrefe

Pfingsten M, Bio-psycho-soziale Einflussfaktoren bei Rückenschmerz und Konsequenzen für die Bewegungstherapie. Bewegungstherapie und Gesundheitssport (2005), 21(4) 152–158

Pfingsten M et al., Gütekriterien der qualitativen Bewertung von Schmerzzeichnungen (Ransford-Methode) bei Patienten mit Rückenschmerzen. Schmerz (2003), 17(5) 332–340

Pfingsten M (2001) Multimodale Behandlungskonzepte. In: Kügelgen B, Hildebrandt J (Hrsg), Neuroorthopädie 8 – Leitlinien zum modernen Rückenmanagement. Zuckschwerdt, München

Pfingsten M et al., Chronifizierungsausmaß von Schmerzerkrankungen. Schmerz (2000), 14(1) 10–17

Pfingsten M, Hildebrandt J (2004) Rückenschmerzen. In: Basler HD et al. (Hrsg), Psychologische Schmerztherapie. Springer, Berlin, Heidelberg, New York, 395–414

Pfingsten M et al. (1997), Erfassung der „fear-avoidance-beliefs" bei Patienten mit chronischen Rückenschmerzen. Schmerz 11(6) 387–395

Phillips HC, Avoidance behaviour and its role in sustaining chronic pain. Behav Res Ther (1987), 25, 273–279

Pincus T et al., A systematic review of psychological factors as predictors of chronicity/disability in prospective cohorts of low back pain. Spine (2002), 27, E109–E120

Pulliam C, Gatchel RJ, Robinson RC, Challenges to early prevention and intervention: personal experiences with adherence. Clin. J. Pain (2003), 19(2), 114–120

Quenzer E, Nepper HU (1999) Funktionelle Gymnastik. Limpert, Wiebelsheim

Radbruch L et al., Validation of the German version of the Brief Pain Inventory. J Pain Symptom Manage (1999), 18(3), 180–187

Raspe H (2001) Back Pain. In: Silman A, Hochberg M (Ed), Epidemiology of the Rheumatic Diseases, 309–338. Oxford University Press

Rauschmann MA, von Stechow D, Medikamentöse Therapie des Rückenschmerzes. Orthopäde (2003), 32, 1120–1126

Renner B, Weber H (2003) Gesundheitsbezogene Ziele und Erwartungen. In: Jerusalem M, Weber H (Hrsg), Psychologische Gesundheitsförderung. Hogrefe, Göttingen, 17–37

Richardson C et al., The relation between the transversus abdominis muscles, sacroiliac joint mechanics, and low back pain. Spine (2002), 27(4), 399–405

Richardson C et al. (1999) Therapeutic exercise for spinal segmental stabilization in low back pain. Churchill Livingstone, Edinburgh

Richter G (2000) Psychische Belastung und Beanspruchung. Schriftenreihe der Bundesanstalt für Arbeitsschutz und Arbeitsmedizin. Wirtschaftsverlag NW Verlag für neue Wissenschaft e.V., Bremerhaven

Roberts L et al., The back home trial: general practitioner-supported leaflets may change back pain behavior. Spine (2002), 27(17), 1821–1828

Roland M, Fairbank J, The Roland-Morris Disability Questionnaire and the Oswestry Disability Questionnaire. Spine (2000), 25(24), 3115–3124

Rückenprävention am Arbeitsplatz (2005). Bertelsmann Stiftung, Gütersloh

Samitz G, Baron R (2002) Epidemiologie der körperlichen Aktivität. In: Samitz G, Mensink G (Hrsg), Körperliche Aktivität in Prävention und Therapie. Marseille, München

Schneider S, Schiltenwolf M, Preaching to the converted: Über- und Unterversorgung in der Schmerzprävention am Beispiel bundesdeutscher Rückenschulen. Schmerz (2005), 19(5), 229–246

Schonstein E et al. (2003) Work conditioning, work hardening and functional restoration for workers with back and neck pain (Cochrane Review) In: The Cochrane Library, Issue 3, 2003. Oxford, Update Software

Schwartz FW, Walter U (2000) Prävention. In: Schwartz FW et al., Das Public Health Buch. Urban & Fischer, München, Jena, 254–268

Schwarzer R (2004) Psychologie des Gesundheitsverhaltens. Hogrefe, Göttingen

Schwenkmezger P (1998) Depression und Angst. In: Bös K, Brehm W, Gesundheitssport – Ein Handbuch. Hofmann, Schorndorf, 289–295

Seferlis T et al., Conservative treatment in patients sick-listed for acute low-back pain: a prospective randomised study with 12 months' follow-up. Eur Spine J (1998), 7(6), 461–470

Snook SH, Webster BS, McGorry RW, The reduction of chronic, nonspecific low back pain through the control of early morning lumbar flexion: 3-year follow-up. J Occup Rehabil (2002). 12 (1), 13–19

Soukop MG et al., Exercises and education as secondary prevention for recurrent low back pain. Physiother Res Int, (2001), 6(1), 27–39

Soukup MG et al., Effect of a Mensendieck exercise program as secondary prevention of low back pain. A randomised, controlled trial with 1-year follow-up. Spine (1999), 23, 1585–1591

Staal JB et al., Graded activity for low back pain in occupational health care, a randomized, controlled trial. Ann Intern Med (2004), 140(2), 77–84

Symonds TL et al., Absence resulting from low back trouble can be reduced by psychosocial intervention at the work place. Spine (1995), 20, 2738–2745

Takala E, Viikari-Juntura E, Tynkkynen E, Does group gymnastics at the work-place help in neck pain? Scan J Rehab Med (1994), 26, 17–20

Tiemann M (1998) Handlungswissen und Effektwissen. In: Bös K, Brehm W, Gesundheitssport – Ein Handbuch. Hofmann, Schorndorf, 231–239

Tiemann M (1997) Fitneßtraining als Gesundheitstraining. Hofmann, Schorndorf

Van den Hout JHC et al., Secondary prevention of work-related disability in non-specific low back pain: Does problem-solving therapy help? A randomised clinical trial. Clin J Pain (2003), 19, 87–96

Van Tulder MW et al., Exercise therapy for low back pain (Cochrane Review) In: The Cochrane Library, Issue 3, 2003. Oxford, Update Software

Van Tulder MW, Die Behandlung von Rückenschmerzen. Schmerz (2001), 15, 499–503

Van Tulder MW, Goossens M, Waddell G, Nachemson A (2000) Conservative treatment of chronic low back pain. In: Nachemson AL, Jonsson E (Ed), Neck and back pain. Lippincott Williams & Wilkins, Philadelphia, 271–304

Van Tulder MW, Waddell G (2000) Conservative treatment of acute and subacute low back pain. In: Nachemson AL, Jonsson E (Ed), Neck and back pain. Lippincott Williams & Wilkins, Philadelphia, 241–269

Verbunt JA et al., Disuse and deconditioning in chronic low back pain: concepts and hypotheses on contributing mechanisms. Eur J Pain (2003), 7, 9–21

Vingard E, Nachemson A (2000) Work-related influences on neck and low back pain. In: Nachemson AL, Jonsson E (Ed), Neck and back pain. Lippincott Williams & Wilkins, Philadelphia, 97–126

Vlaeyen JW et al., The treatment of fear of movement/(re)injury in chronic low back pain: further evidence on the effectiveness of exposure in vivo. Clin. J Pain (2002), 18, 251–261

Vlaeyen JW, Linton SJ, Fear-avoidance and its consequences in chronic musculoskeletal pain: a state of the art. Pain (2000), 85(3), 317–332

Vuori I, Dose-response of physical activity and low back pain, osteoarthritis, and osteo-porosis. Med Sci Sports Exerc (2001), 33, S551–S586

Waddell G, Waddell H (2000) A review of soci-al influences on neck and back pain and disability. In: Nachemson AL, Jonsson E, Neck and back pain. Lippincott Williams & Wilkins, Philadelphia, 13–55

Waddell G (2004) The back pain revolution. Churchill Livingstone, New York

Walter U, Unspezifische Rückenbeschwerden. Medizinische und ökonomische Bewer-tung eines ambulanten Präventionsansat-zes. Dtsch Ärztebl (2002), 99(34/35), C1808–C1811

Williams PC, Examination and conservative treatment for disc lesions in the lower spi-ne. Clin. Orthop (1955) 5, 28–40

Stichwortverzeichnis